Rômulo B. Rodrigues

ALIMENTAÇÃO SAUDAVEL = SAÚDE PERFEITA

*O consumo de alimentos adequados
proporciona equilíbrio orgânico e psíquico*

VOL. VI

2ª edição

2018

1

RODRIGUES, Rômulo B. ALIMENTAÇÃO SAUDÁVEL = SAÚDE PERFEITA - O consumo de alimentos adequados proporciona equilíbrio orgânico e psíquico VOL. VI / Rômulo B. Rodrigues - Amazon. 2018.

Organização: Rômulo B. Rodrigues

Impresso pela Amazon – 2018.

2018. Escrito e produzido no Brasil.

1.Nutrição. 2. Saúde. 3. Vida saudável. 4. Qualidade de vida. I. Título.

ISBN 978-1977006790

Amazon Serviços de Varejo do Brasil Ltda.

CNPJ 15.436.940/0001-03

Av. Juscelino Kubitschek, 2041 – Torre E – 18° andar

São Paulo - SP

Dedico este trabalho aos filhos Júlio César e João Víctor.

SUMÁRIO

Agradecimentos

Agradeço à minha mãe adotiva (In Memoriam), que me orientou e me ensinou a ser o que sou e sei hoje.

CAPITULO I

Açafrão-da-terra é aliado do cérebro e ajuda na perda de peso

Tempero também ajuda no combate a artrite e contribui para a prevenção da doença de Alzheimer

O açafrão-da-terra, também conhecido como cúrcuma, açafrão da índia e gengibre amarelo, é uma raiz da família do gengibre. No mundo todo há mais de 100 espécies da família Cúrcuma, mas o açafrão que consumimos vem da Curcuma longa. A raiz sido utilizado há mais de 4000 anos no Oriente Médio e na Ásia, tanto na Medicina Ayurvédica como na Medicina Tradicional Chinesa, como um potente fitoterápico.

Este tempero se destaca pela ação antienvelhecimento e antioxidante e segundo uma pesquisa da Universidade da Califórnia é capaz de reduzir o risco da doença de Alzheimer. A cúrcuma também protege contra diversos tipos de câncer e tem ação anti-inflamatória.

Tome cuidado para não confundir o açafrão-da-terra com o açafrão vermelho. Este último é oriundo dos pistilos de uma flor e é considerado a especiaria mais cara do mundo, o açafrão-da-terra é muito mais acessível.

Nutrientes do açafrão-da-terra

O açafrão contém diversos minerais e vitaminas, com destaque para o potássio, que ajuda a controlar a pressão arterial e previne derrames. Também é fonte de vitaminas C, aliada da imunidade, e vitamina B6, que é benéfica para o cérebro.

O tempero ainda conta com ferro, que previne anemias, manganês, essencial para o metabolismo do colesterol e para o crescimento, cálcio, que é aliado dos ossos e dentes, e magnésio, importante para o metabolismo de glicose. Proteína, boa para os músculos, gordura e um elevado teor de fibra solúvel, que melhora o trânsito intestinal, também estão presentes no açafrão-da-terra. No entanto, o seu grande valor reside na curcumina, um polifenol com ação antioxidante e anti-inflamatória, responsável pela cor amarela intensa do açafrão.

São inúmeros os benefícios da curcumina, principalmente pelo seu efeito antioxidante e anti-inflamatório. Ela contribui para o combate ao câncer de próstata, mama, melanoma, pâncreas, diminui o risco de leucemia e mieloma múltiplo, e a ocorrência de metástases em diversos tumores. Desintoxica o fígado, é benéfico para o coração, ajuda no controle do diabetes, neutraliza radicais livres, reduz a inflamação da artrite, tem ação analgésica, antisséptica e antibacteriana. Age no metabolismo das gorduras auxiliando na perda de peso, ajuda na acne, na psoríase e outras doenças de pele, e acelera a cicatrização. Previne a doença de Alzheimer, combate a depressão e a esclerose múltipla. Todos estes efeitos são documentados por inúmeros estudos científicos.

Benefícios em estudos do açafrão-da-terra

Forte ação anti-inflamatória: A curcumina é considerada o principal agente farmacológico no açafrão. Em numerosos estudos os efeitos anti-inflamatórios da curcumina são comparáveis aos da hidrocortisona, diclofenaco e fenilbutazona (drogas anti-inflamatórias potentes). Ao contrário destes medicamentos, que estão associados a efeitos colaterais significativos, formação de úlcera, diminuição do número de células brancas do sangue, sangramento intestinal, a curcumina não produz nenhuma toxicidade.

Ação antioxidante: Estudos clínicos têm comprovado que a curcumina exerce um efeito antioxidante muito poderoso. Assim ela é capaz de neutralizar os radicais livres, substâncias químicas que causam danos às células.

Aliado contra a artrite: Devido à ação antioxidante da curcumina, o açafrão-da-terra ajuda a aliviar a artrite. Isto porque nesta doença os radicais livres são responsáveis pela degeneração e inflamação

10

das articulações. A combinação do efeito antioxidante e anti-inflamatório do açafrão reduz os sintomas da artrite, como a rigidez matinal, o edema (inchaço) e a dor.

Combate contra o câncer: A ação antioxidante da curcumina presente no açafrão-da-terra protege as células de radicais livres que podem danificar o DNA celular, cuja alteração leva ao crescimento de células cancerígenas. Este polifenol também ajuda o corpo a destruir as células cancerosas desgarradas evitando metástases. A curcumina ainda age inibindo a síntese de proteínas que atuam na formação do tumor e evita a angiogênese, que é a formação de novos vasos sanguíneos para alimentar o crescimento de células cancerígenas.

Bom para o cérebro: Os resultados de um estudo recente, publicado em 2014 na revista Stem Cell Research & Therapy, mostram que o açafrão-da-terra pode ajudar a reparar o cérebro após uma lesão e também pode ser usado para tratar doenças neurodegenerativas. Para examinar os efeitos da cúrcuma em células cerebrais, os cientistas banharam as células-tronco do cérebro adulto em um extrato contendo turmerona, um polifenol encontrado no açafrão-da-terra. O crescimento de células-tronco foi superior a 80% quando comparado com o controle.

Entenda os benefícios do açafrão-da-terra para o cérebro

Pesquisadores da Michigan State University descobriram que a cúrcuma ou açafrão da terra é capaz de impedir a formação de compostos destrutivos (proteínas alfa-sinucleína) que estão presentes no cérebro em doenças neurodegenerativas como Parkinson e Alzheimer.

A curcumina também reduz o risco da doença de Alzheimer, segundo pesquisa da Universidade da Califórnia, nos Estados

Unidos. Ela age reduzindo a formação de placas amiloides. A doença de Alzheimer resulta do acúmulo de uma proteína chamada beta-amilóide, que se deposita nas células do cérebro produzindo inflamação e estresse oxidativo, formando placas entre as células nervosas (neurônios) no cérebro e perturbando o seu funcionamento.

Bom para o coração: A curcumina é capaz de evitar a oxidação do colesterol no organismo. O colesterol oxidado é o que danifica os vasos sanguíneos e se acumula em placas endurecidas que podem levar a um ataque cardíaco ou derrame. Esta ação impedindo a oxidação do colesterol pode ajudar a reduzir a progressão da aterosclerose e de outras doenças cardíacas.

Age contra a depressão: Um estudo publicado na revista Phytotherapy Research confirmou através de ensaio clínico em 60 pacientes que a curcumina é segura e eficaz no tratamento de estados graves de depressão comparada com a fluoxetina. A eficácia da curcumina foi semelhante ao do medicamento antidepressivo, no entanto, a curcumina não apresenta nenhum dos efeitos colaterais associados com a droga e ainda fornece benefícios adicionais à saúde. Estes resultados estão de acordo com outra pesquisa, publicada na revista Psychopharmacology, mostrando que a curcumina aumenta os níveis de neurotransmissores como serotonina e dopamina, responsáveis pela sensação de bem-estar.

Bom contra a acne: Cúrcuma é eficaz no tratamento de acne devido a suas propriedades antissépticas e antibacterianas: ela combate espinhas, controla a oleosidade e proporciona um brilho saudável para a pele. Para obter este benefício à orientação é a aplicação tópica do açafrão-da-terra, converse com seu médico sobre a melhor maneira de utilizá-lo.

Ajuda na perda de peso: Um estudo publicado pelo Journal of Nutrition mostrou a ação da cúrcuma na inibição da lipogênese, produção de gordura pelo corpo. O tempero reduziu o percentual de gordura corporal no grupo que ingeriu o condimento. A dose usada no estudo foi de cinco gramas por dia, equivalente a uma colher de chá rasa.

Outros estudos sinalizam que a ação anti-inflamatória da curcumina é um dos mecanismos que ajudam na perda de peso. Uma pesquisa publicada no European Journal of Nutrition sugere que curcumina pode ser útil no tratamento e prevenção de doenças crônicas relacionadas com a obesidade porque a curcumina interage em vários caminhos metabólicos capazes de reverter a resistência à insulina (pré-diabetes), hiperglicemia (açúcar alto no sangue), hiperlipidemia (colesterol elevado) e outros sintomas inflamatórios associados à obesidade.

Quantidade recomendada

Caso compre a raiz inteira utilize uma ou duas rodelas por dia. Se for ingerir o pó de açafrão a orientação é uma colher de chá, cerca de 5 gramas, diariamente caso exista algum problema de saúde. Pessoas saudáveis podem usar o quanto considerarem mais conveniente, o importante é a regularidade, que o açafrão-da-terra faça parte da rotina alimentar.

Como consumir

Quando a pessoa adquire a raíz inteira, a orientação é usar as rodelas no suco, ralado na salada ou na preparação de outros pratos. Use o tempero em pó à vontade em sopas, pães, bolos, biscoitos, omeletes, tapiocas, e também em aves, carnes e cozidos, legumes, arroz, feijão, ervilha, etc. A versão em pó também pode ser utilizada em sucos.

Por ser um pó, não é bom consumir o açafrão a seco, polvilhado na salada, por exemplo. Isto porque há maior risco de engasgue. Ele pode ser misturado em qualquer tipo de líquido, como no preparo dos alimentos ou na confecção de molhos para salada. Vale misturar com azeite, óleo de coco, maionese, leite, iogurte, manteiga, etc.

Combinações

É interessante combinar a cúrcuma com a pimenta do reino a fim de aumentar a biodisponibilidade (absorção). A pimenta do reino é rica em um flavonoide chamado piperina, que aumenta a absorção de outros nutrientes. O curry é feito com cúrcuma e pimenta, e também pode ser incorporado no dia a dia.

Cuidados ao consumir

É melhor comprar o açafrão-da-terra em lojas de produto naturais e ao fazê-lo, verifique a validade. Isto porque quanto mais fresco, mais rico em polifenóis. A cúrcuma é indicada para todas as pessoas, com restrição apenas nos casos raros de alergias a este tempero.

Riscos do consumo em excesso

Não há efeitos colaterais no consumo da cúrcuma e ainda não foram descobertos problemas no consumo em excesso do tempero.

Fontes consultadas:

Nutróloga e médica ortomolecular, Tamara Mazaracki.

CAPITULO II

Ácido fólico: veja para que serve e como tomar
Nutriente é bom para o cérebro, imunidade e a saúde da
pele, unhas e cabelo

Ácido fólico, também conhecido como folato, metilfolato ou vitamina B9, é uma vitamina do complexo B, solúvel em água e presente em diversos itens da dieta diária. O folato ocorre naturalmente nos alimentos e o ácido fólico é a forma sintética do folato, usada em medicamentos.

Benefícios comprovados do ácido fólico

O folato é necessário para numerosas funções do corpo. Entre elas: a síntese e reparação do DNA, divisão e crescimento celular, produção de novas proteínas, formação de hemácias. O folato é importante para a saúde cardiovascular e do sistema nervoso.

Bom para as grávidas: Para gestantes, o folato é especialmente importante para um bom desenvolvimento fetal e formação do tubo neural. A suplementação deve começar pelo menos um mês antes da gravidez e é essencial nas primeiras oito semanas após a concepção. Isto porque é neste período que ocorre o desenvolvimento do sistema nervoso e tubo neural do feto.

Aliado do cérebro: Além de ser essencial para o desenvolvimento do sistema nervoso do feto, o folato é fundamental para a função cerebral adequada e desempenha um papel importante na capacidade cognitiva e na saúde mental e emocional. Segundo estudos realizados pelo Institute for Functional Medicine, na Flórida, mais de 40% dos casos de depressão são causados pela falta de folato no organismo. Ele age como cofator na produção de serotonina, um neurotransmissor que garante o bom humor.

Bom para a imunidade: Para que o sistema imunológico esteja fortalecido, uma série de fatores são necessários, entre eles as vitaminas do complexo B, inclusive o folato.

Bom para a pele, unhas e cabelos: Todo o complexo B, incluindo o folato, tem papel importante na saúde da pele, unhas e cabelos. O folato ajuda no crescimento de unhas e cabelos, combate a acne e a dermatite, deixa a pele com um brilho saudável e com a oleosidade controlada.

Bom para o coração: O folato se combina com as vitaminas B6 e B12 formando uma coenzima que reduz os níveis de homocisteína, um aminoácido que em excesso afeta o aparelho cardiovascular (sistema circulatório e coração) de forma negativa, impedindo a reparação celular (um processo conhecido por metilação). Altos níveis de homocisteína contribuem para o endurecimento dos vasos sanguíneos, o que eleva a pressão arterial.

Benefícios em estudo

Previne o câncer: Suplementos deste nutriente podem prevenir a progressão do câncer, segundo estudo publicado na revista científica da Sociedade Americana de Câncer. O estudo forneceu dados para apoiar a hipótese de que a insuficiência de ácido fólico é um fator de risco para a ocorrência do câncer. O folato é incorporado a coenzimas que são essenciais para uma variedade de reações no metabolismo de ácidos nucleicos e aminoácidos, tais como a síntese e reparação de DNA (o que evita a formação de células defeituosas que poderiam se transformar em uma célula maligna) e a conversão de homocisteína em metionina, seu excesso está ligado a problemas de saúde crônicos, tais como câncer e doenças cardiovasculares.

Deficiência de ácido fólico

Na maior parte das vezes a deficiência de folato é assintomática. Em casos graves pode haver fadiga, falta de ar após esforço leve, dor de cabeça e feridas na boca. O diagnóstico é feito pela dosagem de ácido fólico no sangue.

Uma deficiência de folato pode levar a anemia em adultos e desenvolvimento mais lento em crianças. No caso das gestantes, a ausência desta vitamina pode fazer com que o feto tenha malformações neurológicas.

Interações do ácido fólico

O álcool interfere na absorção de folato e também aumenta a quantidade da vitamina que é eliminada pela urina. Por isso, muitos alcoólatras podem ter deficiência de ácido fólico. Além disso, é frequente os alcoólatras terem dietas pobres e não alcançarem a ingestão diária recomendada de folato.

Se houver uma ingestão exagerada por um longo período isto pode resultar em uma deficiência de vitamina B12, o que pode causar danos ao sistema nervoso e anemia por deficiência de vitamina B12.

Combinações com o ácido fólico

Devido aos problemas mencionados acima sobre a deficiência de vitamina B12, o ideal é sempre associar o ácido fólico com uma fórmula completa contendo todos os elementos do complexo B para não causar um desequilíbrio entre eles, B1, B2, B3, B5, B6, B12, biotina, ácido pantotênico, colina, inositol, todos que compõe o complexo B.

Fontes de ácido fólico

Os alimentos ricos em folato são todas as folhas verdes escuras, com ênfase para espinafre, brócolis, couve, alface e salsa. Os cereais integrais, feijões, cogumelos, vísceras (fígado de galinha), abacate, manga, laranja, tomate, melão, banana, ovo, levedo de cerveja e germe de trigo também possuem boas quantidades do nutriente.

Portanto, os alimentos ricos em folato são bem variados. Todos eles devem fazer parte da dieta diária. Folhas verdes, frutas, leguminosas (feijões, lentilha, ervilha, grão de bico), ovo, carne e vísceras. Não é difícil conseguir um bom aporte da vitamina se o cardápio incluir estes alimentos.

Quantidade recomendada de ácido fólico

Idade/Momento de vida	Quantidades
0 - 6 meses	65 microgramas/ dia
7- 12 meses	80 microgramas/ dia
1 a 3 anos	150 microgramas/dia
4 a 8 anos	200 microgramas/ dia
9 a 13 anos	300 microgramas/ dia
14 anos em diante	400 microgramas/ dia
Gestantes	600 microgramas/ dia
Lactantes	500 microgramas/ dia

Fonte: Institute of Medicine of the National Academies

Uso do suplemento de ácido fólico

Existem alguns momentos da vida e condições de saúde em que a suplementação com o ácido fólico é orientada. São eles: gravidez, lactação, anemia por deficiência de folato, excesso de homocisteína e sempre que houver deficiência medida no exame de sangue - estas são as indicações principais. Deficiências têm sido observadas em alcoólatras, em mais de 50 % dos casos. O álcool interfere com

19

a absorção de folato e também aumenta a quantidade da vitamina que é eliminada pela urina. Além disso, muitos alcoólatras têm dietas pobres e não alcançam a ingestão diária recomendada de folato.

Vitaminas, como o suplemento desta vitamina, não apresentam efeitos colaterais tão intensos como medicamentos alopáticos. Muito mais perigoso é tomar um analgésico ou um anti-inflamatório. Se houver uma ingestão exagerada de ácido fólico por um longo período isto pode resultar em uma deficiência de vitamina B12, o que pode causar danos ao sistema nervoso e anemia por deficiência de B12. O ideal é sempre associar o folato com uma fórmula completa contendo todos os elementos do complexo B para não causar um desequilíbrio entre eles (B1, B2, B3, B5, B6, B12, biotina, ácido pantotênico, colina, inositol, todos eles fazem parte do complexo B.

Riscos do consumo em excesso de ácido fólico

Folato é uma vitamina solúvel em água e isso facilita a sua regulação pelo corpo: qualquer excesso será eliminado naturalmente através da urina. Assim a overdose não ocorre com a alimentação, mas pode ocorrer a partir de suplementos - ingerir uma dose excessiva de ácido fólico pode resultar em problemas digestivos, dor de estômago, náusea e reações cutâneas tipo urticária. Também pode ocorrer a deficiência de vitamina B12 e consequentemente uma anemia. A quantidade acima de 5000 microgramas por dia é considerada perigosa.

Fonte consultada:

Dra.Tamara Mazaracki, médica nutróloga e pós-graduada em medicina ortomolecular. CRM: 52301716/RJ

CAPITULO III

Albumina ajuda no ganho de massa muscular

Ele também proporciona saciedade e pode contribuir para a
recuperação de pacientes que sofreram queimaduras e na
recuperação após cirurgias

A albumina é uma proteína da família da globulina e apresenta funções biológicas importantes. É a principal proteína do sangue do ser humano. Ela é encontrada em diversos alimentos de origem animal (inclusive o whey protein é uma albumina), além de estar presente também em raízes de algumas plantas. A albumina comercial mais conhecida é a derivada da clara do ovo e é considerada uma proteína de alto valor biológico por conta do seu perfil de aminoácidos.

As várias funções da albumina são:

- Manutenção e construção de músculos e tecidos

- Função osmótica (que permite passagem dos minerais pelas células)

- Presença aminoácidos essenciais na formação hormônios

- Transporte de diversas substancias em nosso sangue.

Nutrientes da albumina em pó

Albumina (14g)

Calorias 54kcal

Carboidratos < 1g

Proteínas 11g

Gorduras totais 0g

Gorduras saturadas 0g

Gorduras trans 0g

Fibras alimentares 0g

Sódio 179 mg*

*Tabela fornecida pelo nutricionista Israel Adolfo, especialista em nutrição esportiva

Albumina (100g)

Cálcio 62mg

Ferro 0,15mg

Magnésio 55mg

Fósforo 111mg

Sódio 1280mg

Zinco 0,1mg

Cobre 0,11mg

Manganês 0,01mg

Potássio 1125mg

Vitamina B12   0,15mcg

Vitamina A 0 UI

Tiamina (Vitamina B1) 0,01mg

Vitamina B6   0,01mg

Ácido fólico (Vitamina B9)   15mcg

Niacina (Vitamina B3) 0,87 mg

Riboflavina (Vitamina B2)   2,53mg

Ácido Pantotênico (Vitamina B5)   0,78mg*

*Tabela fornecida pelo nutricionista Israel Adolfo, especialista em nutrição esportiva.

Segundo as normas da ANVISA, a albumina é:

- Fonte de potássio e ácido pantatênico em homens, e magnésio, potássio e ácido pantatênico

- Rica em sódio e riboflavinas (vitamina B2).

Além disso, ela possui quantidades interessantes dos seguintes nutrientes:

Potássio: um dos responsáveis pela manutenção do equilíbrio hidroeletrolítico, contração muscular, funcionamento cardíaco e participa da transmissão dos impulsos nervosos

Ácido Pantotênico: percursor da coenzima A, fundamental para o metabolismo energético (carboidratos, proteínas e gorduras)

Magnésio: mineral de estrema importância, necessário para o funcionamento de 300 reações em nosso organismo, entre eles: síntese de ATP, contração muscular, saúde óssea, etc.

A albumina ainda é fonte de aminoácidos essenciais, ou seja, que não são produzidos pelo nosso corpo.

Para que serve a albumina

O suplemento de albumina é um aliado no ganho de massa muscular. Além disso, ele também pode contribui para a perda de peso. Alguns outros estudos também apontam que o suplemento pode ser interessante para pacientes que sofreram queimaduras e na recuperação após uma cirurgia.

Benefícios comprovados da albumina

Ajuda no ganho de massa muscular: Diversos estudos apontam que a albumina é aliada no ganho de massa muscular. Entre eles, uma pesquisa publicada no Journal of the American Geriatrics Society feita com mais de 600 homens e mulher concluiu que a baixa albumina no organismo está associada com o declínio da força muscular em mulheres e homens mais velhos.

Os benefícios da albumina para os músculos ocorrem porque ela possui proteínas de alto valor biológico que ajudam a reparar os músculos que sofreram micro-lesões devido à prática de exercícios. Esses músculos são reparados e ficam maiores e mais fortes.

Proporciona saciedade: O suplemento de albumina proporciona saciedade porque é rico em proteínas que tem uma digestão mais lenta.

Quando a albumina é indicada para saúde?

Além do uso da albumina como suplemento alimentar no esporte e atividade física, ela pode ser usada como suplemento nos seguintes casos:

- Doenças hepáticas graves, como cirrose, ascite e em casos de transplante do fígado

- Cirurgias no coração

- Choque hipovolêmico (em que há perda de grandes quantidades de sangue ou líquidos do corpo)

- Síndrome nefrótica

- Casos de grandes queimaduras, em que a pele perde líquidos, eletrólitos e albumina.

Existem outras situações em que a suplementação de albumina ainda não é consenso:

- Albumina pode ser boa para pacientes com queimaduras

- Desnutrição proteica grave

- Doenças do sistema digestivo, como doença celíaca e doença de Crohn

- Choque séptico

- Intoxicação por medicações ou produtos químicos.

Como consumir

A albumina pode ser encontrada na forma de pó, e deve ser ingerida após o treino, com o objetivo de reconstrução da musculatura treinada. Ao consumi-la é importante que seja dissolvida em um líquido de preferência frio, para evitar a quebra da mesma e consequente alteração do sabor. A água é uma opção, porém, outras boas opções são a água de coco, sucos e vitaminas, pois além de incorporar os carboidratos importantíssimos no pós-treino, também melhora o sabor.

Quantidade recomendada

Não existe recomendação de consumo diário para a albumina. Está recomendação só existem quando se existe um objetivo por trás de seu uso, como por exemplo, o desenvolvimento de massa muscular. Nestes casos a recomendação é individual e feita a partir de uma análise global da alimentação diária.

Precauções ao consumir

Observe se a empresa que produziu o suplemento de albumina é regulamentada pela ANVISA. Além disso, ao adquirir observe seu aspecto. Caso o odor esteja muito forte ou o pó tenha alguns pontos escuros não compre. Ao ingerir a albumina, procure beber muita água para evitar problemas nos rins. A albumina só pode ser orientada por nutricionistas ou nutrólogos.

Efeito colateral

O principal problema do suplemento albumina é que por ser derivado do ovo, seu consumo favorece o aumento de flatulências. Por esse motivo, muitas pessoas têm preferido o consumo do Whey Protein, que também é uma boa fonte de proteínas e não possui este efeito colateral.

Riscos ao ingerir em excesso

Quando consumida em excesso, o suplemento albumina pode levar à retenção de líquidos e até favorecer uma hipertensão. Isto porque ele possui grandes quantidades de sódio. Os valores recomendados de albumina possuem 255 miligramas de sódio, cerca de 12% da recomendação diária. Além disso, a questão das flatulências fica ainda mais grave quando a albumina é ingerida em excesso. Outro risco pode ser uma futura complicação renal, por conta do excesso de consumo de proteínas.

Albumina engorda?

Quando a albumina é ingerida em quantidades corretas, o peso não é afetado. Já o excesso de albumina favorece o ganho de peso.

Quem pode consumir

O suplemento de albumina só pode ser ingerido após a orientação de um médico especialista ou de um nutricionista. Geralmente ele é orientado para pessoas que praticam atividades físicas.

Gestantes, lactantes e pessoas com alergia ao ovo devem evitar o consumo do suplemento. Pessoas com problemas no intestino também devem tomar cuidado com o consumo, devido ao fato do suplemento favorecer flatulências. Por fim, quem tem problemas renais também deve tomar cuidado, pois o excesso de proteína pode sobrecarregar os rins.

Combinações

Procure combinar o consumo de albumina com um carboidrato, pois este macronutriente ajuda na entrada de proteínas no músculo. Se não houver restrição, vale ingerir com a maltodextrina ou dextrose, ambas boas fontes de carboidratos.

Fontes consultadas:

Nutricionista Marcela Sansone, especialista em nutrição Ortomolecular e Esportiva.
Nutricionista Rita de Cássia Leite Novais da Consultoria Alimentar

28

CAPITULO IV

Alecrim ajuda no emagrecimento e reduz os gases

Tempero também tem forte ação antioxidante e pode
ajudar a combater a gripe

O alecrim (Rosmarinus officinalis L.) é um arbusto comum na região do Mediterrâneo. Este alimento é aliado do emagrecimento, tem ação expectorante, melhora inflamações e gripe e tem forte ação antioxidante, de modo que previne derrames e doenças cerebrais degenerativas. O alecrim também ajuda na digestão e diminui os gases.

O alecrim chegou no Brasil na época da colonização e recebeu diversos nomes populares como: rosmarinho, rosmaninho, alecrim comum, alecrim de cheiro, alecrim de jardim e alecrim de horta.

Principais nutrientes do alecrim

Um dos principais nutrientes do alecrim é a vitamina A, que é essencial para os olhos e a pele, previne infecções e tem forte ação antioxidante. O tempero também conta com a vitamina C que melhora a imunidade, evita o envelhecimento da pele, previne derrames, tem ação antioxidante, previne derrames e proporciona resistência aos ossos.

A vitamina K também está presente no alecrim, este nutriente é essencial para a coagulação sanguínea e ajuda na fixação do cálcio nos ossos. O alecrim ainda conta com as vitaminas B1 e B2, ambas agem no metabolismo da glicose, dos ácidos graxos e aminoácidos, ou seja, ajuda o organismo a utilizar essas substâncias com eficiência. Além disso, elas também desempenham um papel importante na formação da bainha de mielina, que fica em torno das fibras nervosas e permite mensagens entre os nervos.

O alecrim conta com compostos fenólicos que têm atividades biológicas importantes, como antioxidantes, anti-inflamatórias, anti-carcinogênicas, entre outras.

Nutrientes

Alecrim fresco picado (1 xícara de chá 40g)

Calorias   52 kcal

Carboidratos   8,3g

Proteínas   1,3g

Lipídios   2,3g

Fibras   5,6g

Vitamina A (retinol equivalente)   58 mcg

Vitamina A (SI)   1170 UI

Vitamina C 8,7 mg

Cálcio   127 mg

Potássio   267 mg

Sódio 10 mg*

*Fonte: UNIVERSIDADE FEDERAL DE SÃO PAULO. Escola Paulista de Medicina. Departamento de Informática em Saúde. Tabela de composição Química dos Alimentos (TABNUT).

Benefícios do alecrim

Ajuda no emagrecimento: O chá de alecrim ajuda na perda de peso porque tem ação diurética, contribuindo para menor retenção de líquidos. Além disso, a bebida ajuda no trânsito intestinal.

Reduz os gases: O alecrim diminui o desconforto causado pelos gases intestinais, pois auxilia a expeli-los e reduz as cólicas.

Ação antioxidante e anti-inflamatória: O alecrim é rico em compostos fenólicos que possuem forte ação antioxidante, por isso agem combatendo os radicais livres e previnem problemas como o câncer, derrames e doenças cerebrais degenerativas, e também têm ação anti-inflamatória.

Benefícios em estudo do alecrim

Combate à gripe: A Faculdade de Ciências Farmacêuticas da Universidade de São Paulo (USP) concluiu após uma pesquisa que o alecrim ajuda a combater o vírus da gripe. O alecrim ainda conta com ação expectorante e por isso também é interessante em casos de tosse.

Bom para quem tem doenças crônicas não transmissíveis: Uma pesquisa inicial realizada pela USP concluiu que o alecrim conta com propriedades antioxidantes e anti-inflamatórias que podem apresentar benefícios para quem tem doenças crônicas não transmissíveis nas quais o estresse oxidativo e a inflamação atuam de forma significativa, como o diabetes.

Bom para as articulações: O alecrim aplicado na pele por meio de compressas pode ajudar a reduzir as inflamações nas articulações, isto porque ele possui ação anti-inflamatória. Contudo, ainda são necessárias mais pesquisas para comprovar este benefício.

Diminui o estresse e melhora a memória: Alguns estudos sugerem que o óleo de alecrim, combinado com outros óleos, pode abaixar os níveis de cortisol e assim diminuir o estresse. Uma pesquisa descobriu que o óleo de alecrim foi capaz de reduzir o estresse em estudantes de enfermagem. Contudo, ainda são necessárias mais pesquisas para comprovar o benefício.

Como consumir o alecrim

O alecrim pode ser ingerido nas formas *in natura,* como tempero, em pó ou ser passado na forma de óleo. De sabor pungente e aroma particular, o alecrim combina com carnes suínas, peixes e frango, assim como em sopas, molhos à base de tomate ou para aromatizar o azeite de oliva. O chá de alecrim também é uma boa alternativa, ao preparar esta bebida utilize uma xícara de folhas de alecrim e um litro de água. Deixe a água ferver, desligue, coloque o alecrim e deixe por cinco minutos. Depois, é só consumir.

Contraindicações

Gestantes podem consumir o alecrim como tempero, porém por falta de evidência quanto à segurança, não deve ser consumido na forma de chá ou de outras maneiras, pois ele pode causar contrações uterinas.

Riscos do consumo em excesso

Consumir mais do que quatro xícaras de chá de alecrim ao dia pode causar nefrite, problemas gastrointestinais e intoxicação.

Fonte consultada:

Nutricionista Rita de Cássia Leite Novais, da empresa Consultoria Alimentar.

CAPITULO V

Alfafa ajuda na coagulação do sangue e fortalece o sistema imunológico

Leguminosa pode também auxiliar quem quer emagrecer e a combater o envelhecimento precoce

Alfafa é uma planta leguminosa da mesma família do feijão. Seu nome científico é Medicago sativa. Para consumo humano normalmente é utilizado o broto da alfafa, que pode ser usado para fazer saladas, sanduíches, sopas etc., e a sua folha para chás.

A alfafa é rica em diversos nutrientes, cálcio, potássio, ferro, vitamina K, vitamina A, vitamina C, vitamina D e vitamina E. Além disso, por seu alto potencial de proteínas, serve como opção alimentar para quem não come carne. Pessoas com hipertensão, diabetes, níveis elevados de colesterol também podem ser beneficiadas por seus nutrientes.

Para que a alfafa não perca nutrientes, ela não deve ser congelada ou cozida. E sim adicionada aos alimentos ou bebidas quentes no momento do consumo ou um pouco depois de baixada a fervura.

Nutrientes da alfafa

A alfafa é uma boa fonte de proteínas, cálcio, magnésio, alguns polifenóis - que dão o seu efeito antioxidante - ferro, magnésio e potássio. A alfafa também é pobre em calorias - uma xícara do alimento tem apenas 8 kcal, podendo ser uma boa ajuda para quem busca emagrecer de forma saudável.

Dentre as vitaminas, a que tem um valor mais significativo na alfafa é a vitamina K, pois ajuda na coagulação do sangue - uma xícara de alfafa (33 g) representa % da quantidade diária recomendada de consumo desta vitamina para pessoas com uma dieta padrão de 2000 calorias diárias.

Veja a seguir a tabela nutricional da alfafa.

Alfafa 100g	Xícara (33 g)	
Açúcares	0,2g	0,07 g
Água	92,82mg	30,63g
Cálcio	32mg	11mg

Calorias	23 kcal	8 kcal
Carboidratos	2,1g	0,69g
Ferro	0,96 mg	0,32mg
Fibras	1,9g	0,6g
Folato	36 µg	12 µg
Fósforo	70mg	23mg
Gorduras monoinsaturadas	0,056g	0,018g
Gorduras polinsaturadas	0,409g	0,135g
Gorduras saturadas	0,069g	0,023g
Gorduras totais	0,69g	0,23g
Magnésio	27mg	9mg
Niacina	0,481mg	0,159mg
Potássio	79mg	26mg
Proteínas	3,99g	1,32g
Riboflavina	0,126mg	0,042mg
Sódio	6mg	2mg
Tiamina	0,076mg	0,025mg
Vitamina E	0,02mg	0,01mg
Vitamina A, IU	155 IU	51 IU
Vitamina A, RAE	8 µg	3 µg
Vitamina B6	0,034mg	0,011mg
Vitamina C	8,2mg	2,7mg
Vitamina K	30,5 µg	10,1 µg
Zinco	0,92mg	0,3mg

Fonte: Departamento de Agricultura dos Estados Unidos

Benefícios da alfafa para a saúde

Combate o envelhecimento precoce: A alfafa é rica em polifenóis, uma substância altamente antioxidante e que ajuda a combater o envelhecimento precoce, a degeneração cerebral e melhora a o funcionamento de todo o corpo.

Ajuda na coagulação do sangue: Como contém vitamina K, a alfafa ajuda na coagulação do sangue. Em contrapartida, por causa deste benefício, pessoas que fazem uso de anticoagulantes, como quem já teve trombose, devem evitar incluir a alfafa na sua alimentação.

Ajuda a fortalecer o sistema imunológico: Por conter vitamina C e antioxidantes, a alfafa ajuda a fortalecer as defesas do corpo.

Tem ação diurética: Assim como todo alimento rico em magnésio e potássio, a alfafa é um alimento diurético. Isso porque quando o potássio passa pelo rim, ajuda a excretar mais água e sódio pela urina. O efeito é maior quando se faz o chá com a folha de alfafa do que ingerindo o broto de outra forma.

Pode ajudar no emagrecimento saudável: Por conter poucas calorias, ser rico em fibras e em diversos nutrientes essenciais para o bom funcionamento do organismo, a alfafa pode ajudar quem quer emagrecer - desde que combinada a uma dieta saudável e a prática de exercícios físicos.

Pode ajudar a reduzir o colesterol ruim (LDL): Há estudos em ratos que mostraram que a alfafa tem o potencial de ajudar na redução da absorção do colesterol e formação de placas ateroscleróticas nestes animais, mas este benefício ainda não está completamente comprovado em humanos.

Como consumir a alfafa

O broto de alfafa pode ser consumido em saladas, sopas, sanduíches ou como complemento de praticamente qualquer receita. Só é importante lembrar que ele não deve ser congelado ou cozido para não perder as suas propriedades nutricionais. Então, caso prefira ingeri-lo em alimentos quentes, apenas adicione o broto no momento de servir ou quando o alimento já tiver esfriado um pouco (não estiver fervendo).

Quantidade recomendada de consumo

Apesar de não existir um consenso sobre a quantidade segura de alfafa para se consumir em um dia, recomenda-se que por segurança não se ultrapasse 10 g diários da planta fresca, ou cerca de 1/3 de xícara de chá. Da planta seca o recomendado são 5 g diários. No caso dos chás, uma colher de sopa para cada xícara de água. Do pó podem ser consumidos de 500 mg até 1 g diários.

Contraindicações da alfafa

Pessoas que fazem uso de anticoagulantes não devem ingerir alimentos com vitamina K, como a alfafa, uma vez que eles podem interferir no funcionamento do medicamento e provocar complicações.

Além disso, como o alimento deve ser consumido cru, e nesta forma de preparo há um maior risco de contaminação bacteriana, ele pode não ser interessante para pessoas com sistema imunológico comprometido.

Riscos do consumo em excesso

O consumo da alfafa em excesso pode provocar diarreia, azia e sensação de estufamento. Além disso, como a alfafa também é rica em alcaloides, em grandes quantidades pode provocar uma irritação gástrica, deixar a boca amarga e diminuir a absorção do ferro.

Referências

Fontes consultadas:

Roberto Navarro, nutrólogo, clínico geral e especialista Minha Vida - CRM: 78392/SP.

CAPITULO VI

Amaranto: o grão que previne o câncer e ajuda a emagrecer

O alimento também ajuda no ganho de massa muscular e regula a pressão arterial

O amaranto é um grão da família Amaranthaceae que se destaca por ser muito balanceado nutricionalmente. Ele é rico em proteínas, fibras, cálcio, ferro, fosforo e magnésio.

O alimento contribui para regular a pressão arterial e o colesterol. Ele também possui uma substância que é capaz de parar o crescimento de tumores, por isso o alimento é bom para a prevenção do câncer.

O amaranto também contribui indiretamente para a perda de peso. Isto porque ele é rico em fibras, nutriente que ao ser ingerido em boas quantidades proporciona a saciedade. Além disso, elas contribuem para o melhor funcionamento do intestino. Algumas pesquisas preliminares também observaram que o grão contribui para a melhora do sistema imunológico.

Principais nutrientes do amaranto

O amaranto se destaca por ser rico em proteínas com alto valor biológico e que por isso fazem com que o alimento seja uma ótima opção para vegetarianos, idosos e praticantes de atividades físicas. O alimento ainda possui mais cálcio do que a maiorias dos outros cereais. Além disso, como ele possui baixas quantidade de ácido fítico, taninos e oxalatos, a biodisponibilidade do cálcio é alta, ou seja, o mineral consegue ser bem aproveitado pelo organismo. Contudo, o alimento não é um substituto do leite. Enquanto, uma xícara de leite integral possui 290 mg de cálcio, a quantidade recomendada de amaranto, 45 gramas, conta com somente 72 mg.

O cálcio, juntamente com o magnésio e o fósforo, que estão presentes em altas quantidades no amaranto, são bons para a saúde dos ossos e dentes. O alimento conta também com boas quantidades de ferro. A deficiência de ferro pode levar a anemia e o amaranto é considerado um cereal ideal fornecer boas quantidades deste mineral.

O zinco está presente no cereal e é importante para a ação de diversas enzimas. Outro nutriente importante que o amaranto possui são as fibras que ajudam no emagrecimento, pois proporcionam saciedade, e elas ainda melhoram o trânsito intestinal. O amaranto ainda conta com a vitamina C, nutriente que contribui para o sistema imunológico.

Nutrientes do amaranto - 45 g

Calorias   167 kcal

Proteínas   6.1 g

Lipídeos   3.16 g

Carboidratos   29.36 g

Fibras   3 g

Cálcio   72 mg

Ferro 3.42 mg

Magnésio   112 mg

Fósforo   251 mg

Potássio   229 mg

Sódio 2 mg

Zinco 1.29 mg

Tiamina   0.052 mg

Riboflavina 0.09 mg

Vitamina C 1.9 mg

Vitamina B-6 0.266 mg

Vitamina E 0.54 mg*

*Fonte: Tabela do Departamento de Agricultura dos Estados Unidos.

Confira qual a porcentagem do Valor Diário* de alguns nutrientes que a porção recomendada de amaranto, 45 gramas (3 colheres de sopa), carrega:

Magnésio - 42,5%

Fósforo - 36%

Ferro - 24%

Fibras - 18,4%

Zinco - 18,4%

Proteínas - 12,2%

Carboidratos - 9,7%

Cálcio - 7,2%

Gorduras - 5,7%

Vitamina C - 4,2%*

*Valores Diários de referência para adultos com base em uma dieta de 2.000 kcal ou 8.400 kj. Seus valores diários podem ser maiores ou menores dependendo de suas necessidades energéticas.

Benefícios do amaranto

Controla a pressão arterial: Os peptídeos do amaranto inibem o funcionamento de enzimas encarregadas de elevar a pressão arterial. Assim, ocorre a melhor regulação da pressão. As principais complicações da pressão alta são o acidente vascular cerebral (AVC), infarto agudo do miocárdio e doença renal crônica.

Ajuda na perda de peso: Este benefício ocorre porque o amaranto é rico em fibras solúveis. Ao entrar em contato com o líquido no interior do estômago, o nutriente forma uma espécie de gel que dilata o órgão e proporciona saciedade. As fibras também irão contribuir para o melhor funcionamento do intestino.

Ajuda no ganho de massa muscular: Uma pesquisa realizada pela Universidade Estadual de Campinas, de autoria da nutricionista Valéria Maria Caselato de Sousa, observou que um grupo de 20 idosos apresentou ganho de massa muscular após passar 45 dias ingerindo pipoca. Este benefício ocorre porque o amaranto possui boas quantidades de proteínas, que tem a função de reparar as microlesões que ocorrem como um processo fisiológico normal quando se prática atividades físicas e proporcionar a formação de novas células musculares.

Benefícios do amaranto em estudo

Previne o câncer: Duas pesquisas publicadas pelo Instituto para Pesquisas Científicas e Tecnológicas de San Luis Potosí, no México, observaram a presença de um peptídeo, fragmento de proteína, que é capaz de impedir o crescimento de tumores. Segundo os mesmos estudos, esta substância é semelhante à lunasina presente na soja, que também possui ação anticancerígena. Porém, uma diferença importante observada pelas pesquisas é que a substância presente no amaranto age mais rapidamente nas células do que a da soja.

Os testes com o alimento foram realizados somente in vitro, ou seja, ainda não foram feitas pesquisas com humanos em relação ao amaranto e o câncer.

Controla o colesterol ruim (LDL): Em pessoas saudáveis e em estudos iniciais realizados com animais observou-se que o consumo do amaranto ajuda a manter o colesterol controlado. Contudo, em estudos realizados com idosos, o mesmo benefício não foi observado. O mecanismo que proporcionaria o benefício de baixar o colesterol ainda não foi descoberto. Alguns pesquisadores defendem que as respostas seriam as fibras, outros apostam nas proteínas e ainda há quem acredite que o benefício está no óleo do grão, por ser rico em ômega 3.

Quantidade recomendada de amaranto

Não há uma orientação exata para o consumo de amaranto. Porém, alguns nutricionistas recomendam ingerir entre duas a três colheres de sopa (cerca de 45 gramas) do cereal por dia.

Como consumir o amaranto

O amaranto pode ser consumido de diversas maneiras. Ele pode ser adicionado nas saladas ou cozido e consumido em substituição ao arroz e feijão ou adicionado em sopas. Os flocos de amaranto podem ser adicionados às frutas, iogurtes, sucos e vitaminas. O alimento também pode ser preparado como uma pipoca. Basta colocar uma colher de sopa de grãos de amaranto em uma frigideira, tampar e esperar ele estourar. As pipocas de amaranto possuem cerca de dois milímetros de tamanho.

Contraindicações

O amaranto não é recomendado para portadores de diabetes, pois possui alto índice glicêmico. Quando um alimento conta com alto índice glicêmico, a absorção de glicose é rápida, o que leva ao aumento das taxas de glicose no sangue e pode causar uma hiperglicemia o que agrava o diabetes. Pessoas com doenças renais também devem evitar o grão por ele ser rico em proteínas e o excesso do nutriente poder sobrecarregar os rins.

Riscos do consumo em excesso

Como o amaranto é rico em proteínas, o consumo de grande
quantidade do alimento ao longo do tempo pode sobrecarregar o
funcionamento do fígado e rins. Além disso, como o alimento
também conta com carboidratos, é preciso consumir com
moderação, já que o excesso do nutriente pode levar ao ganho de
peso.

Fontes consultadas:

Nutricionista Valéria Maria Caselato de Sousa doutora em Alimentos e Nutrição
pela Universidade Estadual de Campinas e é professora adjunta do Instituto de
Nutrição Josué de Castro/ UFRJ
Jaime Amaya Farfan, pós-doutor em Química de Alimentos e Nutrição e
professor da Faculdade de Engenharia de Alimentos da Universidade Estadual
de Campinas.
Nutricionista Bruna Murta, da rede Mundo Verde.

Os aminoácidos são moléculas formadas por átomos de carbono, hidrogênio, oxigênio, nitrogênio e alguns podem conter enxofre. A ligação entre os aminoácidos forma as proteínas. Os aminoácidos podem ser produzidos pelo corpo, aqueles não essenciais, ou devem ser obtidos pela dieta, os essenciais.

Entre os suplementos de aminoácidos existem no mercado estão o BCAA, aminoácidos de cadeia ramificada que contam com três aminoácidos essenciais, leucina, isoleucina e valina, glutamina e leucina. Os suplementos de aminoácidos podem ter apenas BCAA, leucina ou glutamina, mas também podem ser uma mistura de todos esses aminoácidos.

O BCAA tem função na síntese proteica, importante para a recuperação muscular no pós-treino. Além disso, durante o exercício, eles atuam na produção de energia na ausência de carboidrato e o consumo de BCAA também promove a manutenção da concentração de glutamina pós-exercício que estaria envolvida na atenuação da imunossupressão observada após o término do exercício.

A glutamina é um aminoácido importante para a manutenção da mucosa intestinal, recuperação do sistema imune e redução do catabolismo proteico (quebra de proteínas). Já a leucina estimula o motor, um regulador da síntese proteica no organismo. Em geral, os suplementos proteicos e de aminoácidos são obtidos do leite.

Benefícios comprovados dos aminoácidos

Bom para quem pratica exercícios: O consumo de BCAA aumenta a síntese de proteína e reduz a possibilidade de lesão muscular pós-treino. Isto porque quando o indivíduo está em treino intenso, o organismo entra rapidamente em estado de catabolismo, processo que leva à perda de massa muscular. Neste momento o músculo inicia a liberação de seus próprios BCAA´s e emite um sinal para o organismo parar a síntese de proteínas nos músculos. Se a pessoa está suplementada este sinal é invertido. Desta forma, o BCAA contribui para a hipertrofia muscular.

Já a glutamina é interessante para atletas que possuem um programa com um treinamento muito intenso e prolongado. Nestes casos, o atleta sem a suplementação pode não ter uma recuperação adequada, causando uma fadiga persistente. Essas situações apresentam alto nível de estresse ao organismo, o qual fica suscetível ao maior risco de lesão tecidual.

Estes problemas podem ocorrer porque durante a prática exercício de alta intensidade e longa duração ocorrem microlesões no tecido muscular que interferem diretamente no equilíbrio do sistema imunológico. Nesse caso, a concentração plasmática da glutamina é reduzida e existe a necessidade de uma reposição oral desse nutriente a fim de evitar uma depleção do sistema imune do indivíduo, melhorando então a sua recuperação após os treinos e evitando o desgaste no organismo e até melhorando a resistência da célula a lesões.

Bom contra a encefalopatia hepática: A diminuição de BCAA's pode desencadear a encefalopatia hepática, com manifestações neuropsiquiátricas, neuromusculares e sintomas comportamentais. De acordo com a diretriz Terapia Nutricional nas Doenças Hepáticas Crônicas e Insuficiência Hepática, a suplementação de BCAA para pacientes com encefalopatia hepática pode ser benéfica. A suplementação gera uma competição dos aminoácidos ramificados com os aminoácidos de cadeia aromática que passam na barreira hematoencefálica, minimizando a entrada de aminas tóxicas no sistema nervoso central.

Bom para a imunidade: A reposição dos BCAA após a prática de exercícios intensos é essencial para o metabolismo corporal, especialmente para o sistema imunológico. Isto porque pesquisas mostram que a prática de exercícios intensos e prolongados está associada com temporária imunossupressão, uma vez que há depleção nos níveis desses aminoácidos essenciais, afetando a quantidade de macrófagos, neutrófilos e linfócitos, células importantes de defesa do organismo.

Pacientes portadores do vírus HIV sofrem uma depleção grave no sistema imunossupressor, deixando o indivíduo desprotegido e susceptível a infecções e a contrair outros vírus. Nesse caso, a suplementação de glutamina deve ser essencial para amenizar essa depressão imune causada pelo vírus.

Benefícios em estudo dos aminoácidos

Ajuda a baixar o colesterol ruim (LDL): Há um estudo mostrando que a suplementação com leucina poderia baixar os níveis de colesterol total em ratos sedentários, mas em humanos não há comprovação científica.

Benéfico em alguns tipos de câncer: Pesquisas mostram que alguns suplementos a base de aminoácidos como a glutamina, arginina e o BCAA podem ser indicados por médicos ou nutricionistas no tratamento do câncer, uma vez que estes aminoácidos agem como imunomodulador, sendo substrato fundamental para as células do sistema imunológico, estimulando a multiplicação de linfócitos que auxiliam no aumento das defesas do organismo, além de manutenção de integridade intestinal e manutenção de massa muscular.

Estudos mostram que a glutamina pode ser utilizada em pacientes de câncer de intestino que fazem quimioterapia. Os resultados demonstram que a glutamina atua na proteção da mucosa gastrointestinal, além de estimular o crescimento da mucosa intestinal, reduzindo as alterações na absorção e permeabilidade intestinal, que pode ser alterada pelo tratamento.

49

Os aminoácidos também melhoram a imunidade

Uma pesquisa realizada em pacientes com neoplasia de reto, estômago ou pâncreas mostraram benefícios na utilização do aminoácido arginina pré-cirurgia, aumentando a síntese de proteínas e reduzindo a taxa de infecção pós-operatória.

Estudo realizado em 2006 mostrou que pacientes tratados com BCAA (leucina, isoleucina e arginina) possuíram uma melhor resposta metabólica após cirurgia de câncer, uma vez que o BCAA melhora a síntese de proteína muscular mantendo a massa magra do indivíduo, diminuindo risco de perda de peso.

Contudo é preciso cautela ao utilizar os aminoácidos, mais estudos são necessários para avaliar se não pode haver efeitos deletérios a saúde. Além disso, uma pesquisa publicada no Cancer & Metabolism mostrou que a suplementação de leucina em ratos com câncer pancreático levou ao aumento do crescimento do tumor.

Benéfico para gestantes: No caso de gestantes estudos realizados em animais mostram que quando há alcoolismo materno a suplementação de L-glutamina poderia atenuar desequilíbrios ácido-base induzidos pelo álcool e alterações no fluxo sanguíneo. Em casos de depressão gestacional a L-arginina poderia ser um suplemento indicado. Porém, ainda são necessários mais estudos e pesquisas a fim de verificar a real segurança de suplementação humana.

Como consumir os aminoácidos

Os suplementos de aminoácidos devem ser ingeridos somente com orientação. Para esportistas os suplementos podem ser utilizados antes, durante ou após treino, dependendo do tipo de exercício duração e objetivos, em casos de patologias a administração deve ser avaliada para que o benefício seja maior que os riscos.

No caso da glutamina, ela costuma ser ingerida em pó. Para esportistas a recomendação é ingerir a glutamina no pós-treino e antes de dormir. Vale combinar carboidratos simples, como frutas e mel, com o consumo da glutamina. Isto porque esses alimentos potencializam os benefícios do suplemento, pois aumentam os níveis de insulina e consequentemente aceleram a entrada de glutamina nas células musculares, contribuindo para uma recuperação mais rápida.

Já o BCAA é encontrado na forma de cápsulas ou em pó e não há uma versão melhor, o importante é que a dose esteja correta. O momento de ingestão do BCAA também irá depender do tipo de exercício praticado pelo indivíduo, se for musculação ou aeróbico de alta performance. Não é orientado consumir o BCAA em dias que não irá treinar. Tanto a dosagem do BCAA quanto o momento correto de ingeri-lo deve ser determinado por um nutricionista ou um médico especializado.

Quem pode consumir os aminoácidos

Os aminoácidos são indicados para esportistas, fisiculturistas e praticantes de atividades físicas de forma geral. Além disso, os médicos também podem indicar o suplemento para o tratamento de doenças como encefalopatia hepática e degeneração espinocerebelar.

Gestantes, lactantes, crianças e idosos devem evitar o consumo de BCAA e só fazê-lo após orientação médica. Alcoólatras devem evitar o consumo de BCAA, pois estudos mostram que após a ingestão de álcool há um aumento das concentrações de aminoácidos de cadeia ramificada no sangue.

Os alimentos também possuem aminoácidos

Já a suplementação com a glutamina costuma ser orientada em pessoas que passam por situações que causam um estresse intenso ou depleção do sistema imunossupressor. Nesses casos, pode ocorrer um déficit de glutamina no organismo e a suplementação é recomendada.

Esses problemas acontecem com a prática de exercício acentuada levando ao overtraining, em casos de algumas doenças infecciosas ou inflamatórias ou traumas que desencadeiam uma depleção no sistema imune.

Cuidados ao consumir os aminoácidos

Antes de ingerir o suplemento de aminoácidos vale verificar sua composição discriminada no rótulo e se o laboratório em que foi produzido cumpre as legislações higiênicas e sanitárias estipuladas pela Agência Nacional de Vigilância Sanitária e se possui registro neste órgão.

É importante manter uma alimentação balanceada. Nenhum nutriente consegue suprir todas as necessidades nutricionais do nosso organismo isoladamente. Assim, para que o metabolismo funcione de forma efetiva e o organismo se mantenha de forma saudável, uma alimentação equilibrada, em quantidade suficiente, e rica em vitaminas e minerais, é sempre essencial.

Quantidade recomendada

A quantidade diária varia de acordo com a necessidade do indivíduo. A suplementação sempre é baseada em pesquisas e estudos científicos em que utilizaram doses diferentes dos aminoácidos a fim de não levar a efeitos colaterais e prejuízos aos indivíduos. Contudo, a dosagem do BCAA costuma variar entre um e sete gramas, de acordo com o indivíduo, tipo e duração do exercício. Já a do suplemento glutamina é entre 10 e 15 gramas por dia, dividido em três doses.

Riscos ao ingerir em excesso

Os suplementos de aminoácidos parecem ser seguros se consumidos na quantidade de até 30gramas ao dia. Porém, o consumo em excesso de proteínas ou aminoácidos via suplementação, mais de 3gramas por quilo ao dia pode ter efeitos negativos como danos renais, aumento de colesterol sanguíneo e desidratação. Em excesso o consumo de proteínas ou aminoácidos via suplementação podem levar à sobrecarga renal.

Estudos em animais mostram que a suplementação de BCAA associada com dietas ricas em gordura podem aumentar o risco de resistência à insulina.

Combinações

Estudos mostram que o uso combinado de glutamina e suplementos probióticos pode reduzir significativamente a incidência de infecção e melhora da mucosa intestinal. A primeira age na nutrição da mucosa intestinal e nas células do sistema imunológico, e o segundo confere manutenção da microbiota intestinal equilibrada.

Interações

Alguns estudos mostram que a utilização de medicamento Levedopa (L-dopa), usada no tratamento da doença de Parkinson, tem ação terapêutica inibida por dieta hiperprotéica, uma vez que os aminoácidos competem com a levodopa na absorção intestinal e absorção cerebral.

Fontes consultadas:

Nutricionista Fabiana Honda, da PB Consultoria em Nutrição.
Nutrólogo Euclésio Bragança, fundador da Integralmédica.

CAPÍTULO VII

Amora: benefícios para a saúde e receitas

Fruta ajuda a prevenir a anemia, o envelhecimento e tem poucas calorias

Amora é o fruto da amoreira, uma árvore da família das Rosáceas. A amora tem um formato semelhante a um cacho de uva em miniatura e sua cor vermelha, vinho ou roxa é bastante característica. É possível consumir a fruta pura, a sua folha em chás e até a farinha da amora.

O consumo da amora traz diversos benefícios para a saúde, como ajudar a prevenir a anemia e o envelhecimento precoce, e a manter a saúde dos ossos. Além de ser aliada para quem quer emagrecer, uma vez que tem poucas calorias e muitas fibras.

Já o chá de amora é muito utilizado por mulheres na menopausa, por conter substâncias que imitam a função do hormônio estrogênio no organismo, auxiliando a combater as ondas de calor.

Nutrientes

A amora é rica em vitamina C, vitamina A, vitamina K, fibras e magnésio, e pobre em calorias - uma xícara da fruta tem cerca de 62 kcal. Todos estes nutrientes tornam a amora benéfica para diversos mecanismos do bom funcionamento do corpo, inclusive para manter a saúde dos ossos.

Por exemplo, para uma pessoa que segue a dieta padrão de 2000 calorias diárias, uma xícara de amora (144g) tem 67% do valor diário recomendado de consumo da vitamina C. A mesma quantidade de amora tem 6,36% do ferro e 4% de proteína, fazendo com que ela seja uma boa aliada na prevenção da anemia.

Veja a seguir a tabela nutricional da amora

Amora	100 g	Xícara (144 g)
Água	88,15 g	126,94 g
Calorias	43 kcal	62 kcal
Proteínas	1,39 g	2 g

Nutriente		
Gorduras totais	0,49 g	0,71 g
Carboidratos	9,61 g	13,84 g
Fibras	5,3 g	7,6 g
Açúcares	4,88 g	7,03 g
Cálcio	29 mg	42 mg
Ferro	0,62 mg	0,89 mg
Magnésio	20 mg	29 mg
Fósforo	22 mg	32 mg
Potássio	162 mg	233 mg
Sódio	1 mg	1 mg
Zinco	0,53 mg	0,76 mg
Vitamina C	21 mg	30,2 mg
Tiamina	0,02 mg	0,029 mg
Riboflavina	0,026 mg	0,037 mg
Niacina	0,646 mg	0,93 mg
Vitamina B6	0,03 mg	0,043 mg
Folato	25 µg	36 µg
Vitamina A, RAE	11 µg	16 µg
Vitamina A, IU	214 IU	308 IU
Vitamina E	1,17 mg	1,68 mg
Vitamina K	19,8 µg	28,5 µg
Gorduras saturadas	0,014 g	0,02 g
Gorduras monoinsaturadas	0,047 g	0,068 g
Gorduras polinsaturadas	0,28 g	0,403 g*

*Fonte: Departamento de Agricultura dos Estados Unidos

Benefícios da amora para a saúde

Ajuda no emagrecimento: A amora é rica em fibras - uma xícara da fruta (144g) tem cerca de 30% de do valor diário recomendado de consumo de fibras para uma pessoa que segue a dieta padrão de 2000 calorias diárias. Isso significa que ela ajuda na sensação de saciedade, auxiliando quem quer emagrecer.

Contra o intestino preso: Justamente por ser rica em fibras e também em água, a amora ajuda a regularizar o trânsito intestinal e a evitar a prisão de ventre.

Ajuda o sistema imunológico: Um dos "combustíveis" do sistema imunológico do corpo é a vitamina C, e a amora é rica neste nutriente - para uma dieta de 2000 calorias, uma xícara de amora contém mais de 67% do valor diário recomendado de ingestão de vitamina C.

Previne o envelhecimento precoce: A amora é rica em antioxidantes, e como todo o alimento com esta propriedade, ajuda a evitar a formação dos radicais livres e a prevenir o envelhecimento celular.

Prevenir a anemia: A amora é rica em vitamina C, nutriente essencial para a absorção do ferro pelo organismo, e também tem uma quantidade considerável do próprio ferro, fazendo com que ela possa ajudar a prevenir a anemia. Mas, atenção, apenas a amora não vai conseguir tratar a anemia em pessoas com o quadro.

57

Pode ajudar a prevenir o câncer: A amora e outras frutas vermelhas, como a framboesa, têm antocianinas, que são considerados fitonutrientes anticancerígenos por retardar o crescimento de células pré-malignas e evitar a formação de novos vasos sanguíneos que poderiam "alimentar" um tumor.

Reduz sintomas da menopausa: Este benefício é mais atribuído à folha da amora, preparada como chá. Isso porque ela é rica em fitormônios, que tem uma função no organismo bastante semelhante ao hormônio estradiol. Então ela pode ajudar a combater os sintomas típicos da menopausa, como ondas de calor, insônia, secura vaginal, alterações de memória etc.

Como consumir

São várias as formas que a amora pode ser consumida, desde a fruta in natura, até sucos, chás, bolos e outras sobremesas que a utilizem em sua composição. A amora pode, inclusive, depois de ser lavada e deixar escorrer o excesso de água, ser congelada, o que ajuda a aumentar o seu tempo de validade. Não consuma mais do que uma xícara da fruta por dia.

Contraindicações

Não existe uma contraindicação formal ao consumo de amora. Contudo, pessoas com diabetes devem maneirar na quantidade, uma vez que mesmo tendo um baixo valor calórico ela é rica em açúcares.

Pessoas que fazem uso de anticoagulantes, como quem já teve trombose, devem evitar o seu consumo ou limitá-lo a pequenas quantidades, de acordo com a recomendação do médico para cada caso. Isso porque a fruta é rica câm vitamina K, que diminui a ação do remédio e pode ocasionar uma complicação do quadro.

Consumo em excesso

Não se recomenda comer mais do que, no máximo, uma xícara de amora por dia. Isso porque em excesso ela pode acabar acelerando os movimentos intestinais e provocar diarreia. Caso vá ingerir o chá de amora ou a farinha de amora também, o consumo da fruta deve ser diminuído.

CAPITULO VIII

Aveia: o cereal que regula o intestino

O alimento ainda ajuda a garantir saciedade e reduz o
colesterol

A aveia (Avena L.) é uma planta pertencente à família Poaceae. Seu gênero é composto por aproximadamente 450 espécies, sendo as mais cultivadas a Avena sativa e Avena byzantina. Cereal rico em fibras que pode ser encontrado na forma de farinha, flocos e farelo.

O cereal em si não contém glúten, mas como na maior parte do mundo ele é processado junto ao trigo, é considerado um dos alimentos perigosos para os celíacos. Por isso, é importante sempre verificar a embalagem, pois se ele contiver traços dessa proteína, deverá constar na embalagem "contém glúten".

Principais nutrientes da aveia

Aveia - Por 30 g (uma porção)

Calorias   118,2 kcal

Carboidratos   20,1 g

Proteínas   4,2 g

Lipídios   2,4 g

Fibras   2,73 g

Cálcio   14,4 mg

Potássio   100,8 mg

Ferro   1,32 mg

Fósforo   45,9 mg

Magnésio   35,7 mg

Sódio   1,5 mg

Zinco   0,78 mg

Fonte: Tabela Brasileira de Composição dos Alimentos / Taco - versão 2, UNICAMP (convertida para a porção de 30 g)

O grande diferencial da aveia são suas fibras, mas aqui ela ganha pela qualidade, e não pela quantidade, principalmente devido às beta-glucanas, que traz diversos benefícios ao organismo, como veremos a seguir. No quesito quantidade, é preciso consumir 25 gramas de fibras ao dia, em uma dieta de 2 mil calorias, e o cereal contém 2,73 g a cada porção. Portanto, isso corresponde a 11% das nossas quantidades diárias. Veja qual porcentagem do Valor Diário* de alguns nutrientes ela também carrega:

13% de magnésio

11% de zinco

9% de ferro

8% de proteínas

6% de fósforo

6% de carboidratos

1,4% de cálcio*

* Valores Diários de referência para adultos com base em uma dieta de 2.000 kcal ou 8.400 kJ. Seus valores diários podem ser maiores ou menores dependendo de suas necessidades energéticas.

Benefícios da aveia

Traz saciedade - A aveia possui dois tipos de fibras: uma parte são fibras insolúveis, como a celulose, que as enzimas do nosso corpo não conseguem "quebrar". No entanto, o destaque do cereal são suas fibras solúveis, as beta-glucanas, que são parcialmente digeridas pelo intestino. Elas pegam a água que está no órgão e a "sugam". Dessa forma, elas crescem de tamanho e vão formando um gel que forra a parede do estômago e do intestino, retardando o esvaziamento gástrico e prolongando a saciedade. Sendo assim, o consumo de aveia é interessante para quem faz dieta.

Mantém o intestino em ordem - Uma das funções mais conhecidas da aveia é a de regular esse órgão. As grandes quantidades de fibras do alimento, quando entram em contato com a água, formam um gel que estimula o funcionamento do trânsito intestinal. Além disso, as fibras do tipo beta-glucana estimulam o crescimento da microbiota intestional, ou seja, dos probióticos. Isso ocorre porque ela serve como "comida" para os lactobacilos. Quando as bactérias proliferam em cima dessas fibras, existe a produção de uma substância, o ácido butírico, que estimula os movimentos do intestino (chamados de peristálticos). O órgão, por sua vez, quando está sendo estimulado, elimina as substâncias tóxicas mais rápido e estimula a renovação celular. Isso diminui a chance de câncer intestinal.

Uma equipe de pesquisadores ingleses do Imperial College analisou vinte e cinco estudos que envolviam mais de duas milhões de pessoas e chegou à conclusão de que a alta ingestão de fibra alimentar, particularmente de cereais e grãos integrais, como a aveia, está associada com a redução do risco de câncer colorretal. A cada adição de 10 g por dia de grãos integrais no total de fibras ingeridas, constatou-se uma redução de 10% no risco da doença.

Ajuda a defender o organismo - A aveia não tem uma ação direta na nossa imunidade, porém, por melhorar o trânsito intestinal, ela pode aumentar as defesas orgânicas do nosso corpo, uma vez que contribui para a saúde da flora intestinal. Afinal, 60% do total de imunoglobulinas do nosso corpo estão nele! Toda vez que estimulamos a microbiota intestinal, acabamos produzindo mais anticorpos, o que melhora a imunidade.

Previne doenças crônicas - O cereal também age no controle da glicose e do colesterol. Com relação ao gel que as beta-glucanas formam ao entrar em contato com a água, a glicose e o colesterol ficam mais tempo "presos" nesse gel, para depois serem absorvidos. No caso dos açúcares, isso diminui o tempo de absorção dos carboidratos, melhorando os níveis glicêmicos. Por isso, o consumo de aveia é recomendado aos diabéticos. A ingestão do cereal, especialmente na forma de farelo, também é benéfico para quem tem colesterol alto, já que há uma diminuição em até 10%.

Não existem estudos suficientes de que a aveia ajuda no controle da hipertensão, no entanto, sabemos que ela é rica em potássio, mineral importante para modular a pressão arterial, evitando a retenção de líquidos.

Traz mais bem-estar- Por ser uma fonte proteica, a aveia contém triptofano, um precursor da serotonina, neurotransmissor responsável pelo controle do nosso humor, conhecido como amigo do bem-estar). Para a conversão de um para o outro, é necessária a ação de uma enzima, que só funciona bem quando os níveis de alguns nutrientes estão adequados, entre eles, o magnésio, encontrado também em boa quantidade no cereal. Sendo assim, a aveia pode ser uma aliada extra no combate à tristeza e até mesmo da depressão.

Faz bem para a pele- Como é um alimento rico em silício e proteínas, o consumo de aveia também é bom para a renovação de tecidos, como a pele. Isso ajuda nas divisões celulares e deixa o tecido com uma melhor aparência, além de mais saudável.

Como consumir

A aveia é vendida na forma de farinha, flocos (finos e grossos) e farelo. Ela pode ser consumida junto com as frutas de sua preferência ou adicionada aos sucos, shakes e às vitaminas. A aveia também pode fazer parte da preparação de bolos, tortas (doces e salgadas), pães, biscoitos, cookies, empanados, bolinhos e farofa. Outra forma de utilizá-la é no mingau, ela dá a consistência ao leite sem a necessidade do uso de amido de milho para engrossar.

Quantidade recomendada de aveia

Estudos demonstram que 30 gramas, ou seja, aproximadamente três colheres de sopa de aveia diariamente é o suficiente para obter os benefícios do cereal. Por causa do alto teor de fibras, o consumo deve ser acompanhado da ingestão de líquidos.

Comparação com outros alimentos

A aveia é uma ótima fonte energética, sendo que sua porção de 100 g conta com 67 g de carboidratos, perdendo apenas da quinoa, com 68,8 g e do farelo de trigo com 76 g na mesma porção.

Quando se trata em fibras, a aveia é um alimento que detém uma quantidade significativa deste nutriente. Uma porção de 30 g contém 2,7 g da substância, contudo, comparativamente, a linhaça possui um quantidade 3 vezes maior. Porém, é importante considerar que a aveia carrega especificamente as beta-glucanas, tipos de fibras que têm diversas propriedades importantes para a saúde.

Apesar de ter menos minerais do que outros cereais, como podemos ver na tabela abaixa, a aveia ganha do arroz integral, a versão completa do arroz branco, um dos grãos mais consumidos no nosso dia. O indicado é o consumo de 86 g desse alimento, o que equivale a 2 colheres de sopa. Essa porção tem 0,285 mg de ferro e 4,3 mg de cálcio, contra 1,32 mg e 14,4 mg respectivamente desses minerais contidos em 30 gramas de aveia. Ou seja, comparando as porções recomendadas, a aveia contém 3 vezes mais cálcio e 5 vezes mais ferro!

Contraindicações

O consumo de aveia é contraindicado para quem tem a doença celíaca, que é causada pela intolerância ao glúten, uma proteína encontrada na aveia (por contaminação do trigo) e em outros alimentos, que provoca dificuldade no organismo de absorver os nutrientes, vitaminas, sais minerais e água. Pessoas que possuem intolerância alimentar também devem evitá-la.

Quem tem síndrome do intestino irritado não deve consumir aveia, pois, por causa da inflamação, precisa de alimentos de fácil digestão. O consumo de muita fibra provoca ainda mais irritação, pois o alimento permanece mais tempo no intestino.

Já os que possuem intestino muito acelerado também devem evitá-la, pois a aveia possui muitas fibras e ajuda a acelerar ainda mais o trânsito intestinal.

Além disso, a aveia não é recomendada para crianças com menos de seis meses, porque o teor de fibras desse alimento é muito alto e a criança ainda não tem um aparelho digestório que consegue digerir de forma eficiente a aveia.

Riscos do consumo em exagero

O excesso de consumo da aveia pode causar intolerância alimentar ou flatulência. Todo alimento em exagero pode criar uma intolerância, isso é individual de cada um. Além disso, como todo item rico em fibras, precisamos de maior quantidade de água para ajudar na digestão, senão é possível criar gases. O excesso de fibras na alimentação também diminui a absorção de zinco e cálcio.

Onde encontrar

Você pode encontrar a aveia em suas diferentes formas nos supermercados e em lojas de produtos naturais.

Fontes Consultadas:
Nutricionista Roseli Rossi, especialista em Nutrição Clínica da Clínica Equilíbrio Nutricional, em São Paulo
Nutricionista Janice Chencinski, de São Paulo
Nutrólogo Roberto Navarro (CRM SP 78.392), membro da Associação Brasileira de Nutrologia (Abran)

CAPÍTULO IX

Azeite de oliva: o óleo que blinda o coração

O alimento também é benéfico para ossos, ajuda a manter
o peso e previne o diabetes

O azeite de oliva é um tipo de óleo extraído da azeitona, o fruto da oliveira. Uma pesquisa publicada no New England Journal of Medicine comprovou que a dieta mediterrânea, cuja base é o azeite de oliva extravirgem, castanhas, peixes e vegetais, é capaz de reduzir em 30% o risco de doenças cardiovasculares. O azeite de oliva não só ajuda a diminuir o mau colesterol (LDL) como aumenta o bom colesterol (HDL). Isso ocorre graças à presença de antioxidantes e gordura monoinsaturada ômega-9 do azeite.

Chamado de "ouro líquido" pelos mediterrâneos, seus benefícios não ficam restritos a saúde cardiovascular: proteção do cérebro e dos ossos, combate ao diabetes e até emagrecimento entram na sua lista de ganhos para a saúde.

O alimento é milenar e a árvore começou a ser plantada na Ásia Menor. No século 16 A.C, os fenícios levaram o azeite para Grécia e o cultivo da oliveira passou a ganhar importância a partir do século 4 a.C.

Tipos de azeite de oliva

O alimento só pode ser considerado azeite de oliva se for obtido exclusivamente a partir da azeitona, sem misturas de outros óleos. O azeite virgem é obtido por meio de processos mecânicos ou físicos feitos em condições que não alterem o azeite e que em todo o processo ele não tenha sofrido tratamentos além da lavagem, decantação, centrifugação e filtração. Há três tipos de versões virgens próprias para o consumo. São elas:

Azeite extravirgem: Um óleo saboroso com acidez, demonstrada em ácido oleico, não superior a 1%. Ele é a melhor opção, pois possui mais fotoquímicos com propriedades antioxidantes.

Azeite virgem: O alimento possui sabor e aroma marcantes e tem acidez, demonstrada em ácido oleico, não superior a 2%.

Azeite virgem corrente: Tem um gosto bom e acidez, demonstrada em ácido oleico, não superior a 3,3%

Principais nutrientes do azeite

Azeite de oliva - 30 g (uma porção)

Calorias   265kcal

Carboidratos   --

Proteínas   --

Gorduras totais 30 g

Gorduras saturadas   4,14 g

Gorduras monoinsaturadas   21,89 g

Gorduras poli-insaturadas   3,16 g

Cálcio   --

Potássio   --

Ferro0,17 mg

Fósforo   --

Sódio1mg

Vitamina E 4,30 mg

Vitamina K 18,10 mcg*

*Fonte: Tabela do Departamento de Agricultura dos Estados Unidos.

O azeite de oliva é rico em gordura monoinsaturada, um tipo de gordura que é benéfico à saúde do organismo. Ela atua na redução do colesterol LDL (considerado ruim) e contribuí para melhorar os níveis circulantes do colesterol HDL (considerado benéfico ao corpo). Esta gordura também tem efeito anti-inflamatório, que pode evitar problemas no cérebro, entre muitos outros benefícios.

O óleo também é fonte de vitamina E, potente antioxidante que inibe a síntese do colesterol ruim e evita a oxidação celular, contribuindo para maior sobrevida de células saudáveis no organismo. O azeite também carrega uma série de compostos antioxidantes, como os polifenóis, no entanto a versão extravirgem é a mais rica nessas substâncias, porém os outros tipos também possuem boas quantidades.

A vitamina K é outro nutriente que ganha muito destaque no azeite tanto que em uma porção de azeite (30 gramas), é possível consumir 129% da dose recomendada da vitamina por dia. Esse nutriente é fundamental para manter os ossos saudáveis e também atua no processo de coagulação sanguínea.

Confira qual a porcentagem do Valor Diário* de alguns nutrientes que uma porção de 30 gramas (duas colheres de sopa), deste óleo carrega:

55% das gorduras totais

19% das gorduras saturadas

129% de vitamina K

43% de vitamina E

*Valores Diários de referência para adultos com base em uma dieta de 2.000 kcal ou 8.400 kj. Seus valores diários podem ser maiores ou menores dependendo de suas necessidades energéticas.

Benefícios do azeite

Regula o colesterol ruim (LDL): Os tocoferóis, substâncias antioxidantes presentes no azeite, parecem ter um efeito inibitório na síntese de colesterol ruim, o LDL, reduzindo seus níveis e outros fatores causadores de doenças cardiovasculares. Este óleo é rico em ômega-9, uma gordura monoinsaturada, que também é benéfica para o coração e ajuda a regular o colesterol, pois aumenta os níveis de HDL, o colesterol bom, e não eleva o LDL.

Protege o coração: Os antioxidantes diminuem a síntese do colesterol ruim, LDL, que em excesso se acumula dentro das paredes das artérias do coração, formando as placas de gordura e tornando os vasos mais estreitos. O estreitamento ou entupimento dos pequenos vasos sanguíneos é a principal característica da aterosclerose, que é estabelecida quando o fluxo sanguíneo para o coração fica prejudicado. Sem o sangue necessário, o coração fica carente de oxigênio e de nutrientes vitais para que ele opere de forma adequada. O processo também pode elevar a pressão arterial, favorecendo o risco de infartos e derrames. Uma pesquisa da Universidade de Navarra, na Espanha, concluiu que uma dieta rica em azeite de oliva virgem pode prevenir ou até mesmo reverter a aterosclerose.

Ajuda a emagrecer: Muitas pessoas podem até estranhar que um óleo seja capaz de ajudar a diminuir o ponteiro da balança, mas o azeite de oliva assume esse posto. Uma pesquisa realizada pela Universidade de Viena, na Áustria, e Universidade Técnica de Munique, na Alemanha, concluiu que o azeite de oliva contribui para a perda de peso. O estudo apontou os compostos de aroma deste óleo como os responsáveis pelo emagrecimento, pois eles são capazes de regular a saciedade.

Após uma refeição, o tempo que a sensação de saciedade dura depende de uma série de fatores, porém o nível de açúcar no sangue influencia significativamente. Quanto mais rápido ele cai, ou seja, quanto mais rápido as células absorverem a glicose do sangue, mais cedo a pessoa começa a sentir fome. A pesquisa concluiu que o azeite de oliva possui substâncias aromáticas que reduzem a absorção de glicose do sangue para as células do fígado. Porém, o óleo não faz milagres, para perder peso é importante ter uma dieta balanceada e praticar atividades físicas.

Protege o cérebro: Outro benefício dos antioxidantes presentes no azeite está relacionado ao cérebro. Segundo apontam alguns estudos estas substâncias são eficazes na prevenção de danos cerebrais causados pela oclusão de artérias cerebrais, como derrames. Também existem pesquisas preliminares que apontam a possibilidade de o azeite contribuir na melhora de funções cognitivas.

Uma pesquisa feita pela Universidade de Frankfurt, na Alemanha, descobriu que existe um composto presente no azeite, o hidroxitirosol, capaz de impedir a degeneração dos neurônios, retardando o processo de envelhecimento cerebral.

Outra pesquisa realizada pela Universidade de Bordeaux e pelo Instituto Nacional de Saúde e Pesquisas Médicas, na França, sugere que o consumo do azeite de oliva pode ajudar a prevenir o acidente vascular cerebral (AVC) em pessoas mais velhas. Os pesquisadores observaram os registros médicos de 7625 pessoas de 65 anos ou mais e categorizaram o consumo de azeite de oliva extravirgem como "sem uso", "uso moderado" - o uso do azeite apenas para cozinhar, temperar ou com pão - e "uso intenso". Depois de pouco mais de cinco anos do começo da análise, houve a ocorrência de 148 AVCs. Ao considerar dieta, prática de atividades físicas, índice de massa corpórea e outros fatores de risco para o acidente vascular cerebral, os estudiosos descobriram que aqueles que usaram regularmente o azeite de oliva para cozinhar e temperar tiveram 41% menos chances de ter um AVC, quando comparados a aqueles que nunca usavam o azeite.

Previne e combate o diabetes: O azeite de oliva é um aliado no combate ao diabetes por ser anti-inflamatório e conter substâncias antioxidantes. Quando a inflamação diminui, a captação de insulina nos receptores celulares é melhor. Isto faz com que não seja necessário produzir tanta insulina, ajudando os portadores de diabetes tipo 2, pois o organismo deles têm uma tendência a precisar de mais insulina para enviar às células a mesma quantidade de glicose de uma pessoa saudável.

Um estudo publicado na revista científica Diabetes Care concluiu que uma dieta suplementada com azeite de oliva virgem diminuiu a incidência de diabetes tipo 2 em indivíduos com alto risco cardiovascular após quatro anos de acompanhamento. A incidência de diabetes foi reduzida em 51% nos indivíduos que consumiram o azeite em comparação com aqueles que tiveram uma dieta com baixo teor de gordura.

Diminui a dor: O azeite de oliva também pode estar relacionado à redução de dor crônica. Uma pesquisa realizada pelo Instituto Monell, nos Estados Unidos, descobriu que o azeite possui uma molécula que inibe a atividade de enzimas envolvidas na inflamação e dor. Trata-se do oleocanthal, composto com ação analgésica, portanto há a possibilidade de o consumo regular deste óleo proporcionar alívio para quem sofre de dores crônicas, como dores nas articulações, nas costas e dores musculares, em geral.

Bom para os ossos: A saúde dos ossos também pode ser beneficiada pelo consumo de azeite, evitando assim fraturas e doenças como a osteoporose. Segundo pesquisadores do Instituto Linus Pauling, nos Estados Unidos, há uma relação entre a osteoporose e a vitamina K, presente no azeite de oliva. Este nutriente contribui para manter os ossos saudáveis. Uma pesquisa do Nurses' Health Study, nos Estados Unidos, acompanhou 72 mil mulheres durante dez anos e descobriu que aquelas do grupo com níveis de vitamina K baixos tinham 30% mais chances de quebrar o quadril do que aquelas com altos níveis do nutriente.

Uma pesquisa realizada pela Sociedade de Endocrinologia Americana também percebeu os benefícios do azeite para os ossos. Após dois anos avaliando 127 homens com idades entre 55 e 80 anos, os cientistas concluíram que aqueles que fizeram a dieta mediterrânea com azeite de oliva virgem e cardápio que tem como base o consumo de nozes e peixes - tiveram um aumento nos índices de osteocalcina e outros formadores de ossos. Reforçando o estudo, os índices de osteoporose na região do Mediterrâneo, onde seus moradores consomem boas quantidades de azeite de oliva, são baixos.

Diminui o risco de câncer: Diversos estudos apontaram que o azeite de oliva exerce um efeito protetor contra determinados tumores malignos. Foi comprovado que os riscos de câncer de mama diminuem quando a pessoa inclui este óleo em uma dieta saudável. Uma pesquisa da Universidade de Granada, na Espanha, concluiu que os polifenóis presentes no azeite destroem uma proteína responsável por acionar o gene HER2, responsável por iniciar o câncer de mama.

Os riscos de câncer de intestino também são reduzidos. Em sua composição o azeite possui tocotrienóis, antioxidantes que, segundo estudos, diminuem a proliferação de células tumorais.

As chances de desenvolver o câncer de cólon e reto ficam menores quando o azeite é consumido. De acordo com um estudo publicado a revista da Sociedade Europeia de Oncologia isto ocorre porque ele é rico em gorduras monoinsaturadas que diminuem a produção de prostaglandinas inflamatórias derivadas de ácido araquidônico, com um papel significativo na produção e no desenvolvimento de tumores.

Quantidade recomendada de azeite

A quantidade recomendada de azeite de oliva são duas colheres de sopa por dia, o equivalente a 30 gramas. O melhor é que o azeite seja a sua fonte de gordura diária ao invés da margarina, manteiga ou maionese, pois esses alimentos não possuem as gorduras monoinsaturadas presentes no óleo das oliveiras e tão benéficas ao organismo.

Como consumir o azeite

Ao invés de passar a manteiga no pão, utilize o azeite.

O azeite pode ser usado in natura finalizando as preparações, em saladas, pratos como peixe, massas, carnes, entre outros. Ao consumir um pão procure comê-lo com azeite, pois trata-se de uma alternativa mais saudável do que a margarina, fontes de gordura trans. Extremamente versátil, ele também pode ser usado na preparação de receitas de molhos e até em pratos cozidos ou frituras.

Ao natural ou aquecido?

Alguns especialistas defendem que o azeite deve ser consumido apenas em finalizações de pratos, como para temperar a salada ou os legumes cozidos. Isto porque ao serem expostos a altas temperaturas, os ácidos graxos deste óleo iriam se modificar e virar gorduras trans. Assim, os riscos do consumo do azeite aquecido seriam todos aqueles causados pelo consumo de gorduras trans, inclusive o aumento da prevalência de doenças cardiovasculares. Por outro lado, outros profissionais da saúde argumentam que o tempo em que o azeite fica exposto ao fogo não é o suficiente para que ele perca todos os seus nutrientes e que é melhor cozinhar com ele do que com outras gorduras menos saudáveis, como o óleo de soja. Apesar da polêmica, todos os especialistas concordam que a melhor maneira de consumir o azeite é in natura.

Cuidados ao armazenar o azeite

Quanto mais jovem o azeite for, melhor para o consumo. Muitas de suas propriedades são termo e fotossensíveis, ou seja, oxidam-se na presença de calor e luz. É importante ficar atento para a data de validade e não deixá-lo próximo do fogão quando for cozinhar, a fim de evitar que ele aqueça e perca propriedades. O mesmo vale para a embalagem, quando ela é de aço ou de vidro escurecido, evita a passagem de luz e preserva os compostos benéficos.

Evite o azeite composto

O azeite composto é feito com a mistura entre outros tipos de óleo e o azeite de oliva. Ele não é interessante porque estes outros óleos podem ser ricos em gorduras trans, prejudiciais para o organismo quando consumidas em excesso. Em alguns casos somente 10% do azeite composto é de azeite, é por isso que muitas vezes o preço é bem abaixo de um azeite de oliva puro. Portanto, é essencial olhar o rótulo antes de fazer a compra.

Compare o azeite com outros alimentos

O principal diferencial do azeite em comparação a outros óleos é ser rico em gordura monoinsaturada ômega-9, que faz bem à saúde. Uma fonte desta gordura é o abacate, a quantidade diária recomendada da fruta, 45 gramas, possui 4,4 gramas de ômega-9. Para efeito de comparação a quantidade recomendada de azeite de oliva, 30 gramas, possui 21,9 gramas desta gordura. Assim, este óleo possui cinco vezes mais ômega-9 do que o abacate. Outra fonte é o amendoim, cuja quantidade diária recomendada é 40 gramas, contendo 9,7 gramas de ômega-9.

Apesar do óleo de soja e de canola também serem ricos em gorduras monoinsaturadas, eles não são uma opção melhor do que o azeite de oliva por conter grande concentração de ácido araquidônico com alto poder inflamatório sobre tecidos, órgãos e vasos, ao contrário do azeite de oliva, que tem propriedades anti-inflamatórias.

Contraindicações

O consumo de azeite não apresenta contraindicações. Porém, pessoas que apresentam alergia a algum componente do azeite não devem consumi-lo.

Riscos do consumo excessivo

O azeite de oliva é muito calórico, possui 265 kcal por porção de 30 gramas, portanto abusar do seu consumo pode resultar em ganho de peso.

Fontes consultadas:
Nutricionista Israel Adolfo, de São Paulo.
Nutricionista Ângela Cristine Bersch Ferreira do Hospital do Coração de São Paulo. CRN: 24641
Nutrólogo Roberto Navarro. CRM SP 78.392

CAPITULO X

Batata doce: receitas e benefícios para saúde

O consumo da batata doce pode ajudar a emagrecer e
auxiliar na prevenção e tratamento do diabetes

A batata doce é um dos tubérculos mais consumidos no Brasil. O alimento é uma fonte de carboidrato muito saudável e benéfica para a dieta, por isso bem consumida por quem quer emagrecer.

Por ser rica em fibras, ela é considerada um alimento com médio índice glicêmico, ou seja, aumenta gradualmente a glicemia. Dessa forma os carboidratos são digeridos mais lentamente, fornecendo energia ao organismo aos poucos, evitando picos na produção de insulina. Isso auxilia na perda de peso uma vez que esses picos de insulina estimulam o organismo a estocar gordura localizada.

Tipos de batata doce

Podemos encontrar quatro variedades de batata doce:

- Batata-branca, angola ou terra-nova, que tem polpa branca e é pouco adocicada;

- Amarela e roxa, com casca e polpa dessas cores e que são as mais usadas para fazer doces;

- Avermelhada, que possui casca parda e polpa amarela com veios roxos ou avermelhados, e é uma ótima opção para comer assada.

Tabela nutricional

Confira a tabela nutricional da batata doce:

Tabela	100g	%VD
Calorias	76,8kcal	4%
Carboidratos	18,4g	6%
Proteínas	0,6g	1%
Fibra alimentar	2,2g	9%
Cálcio	17,2mg	2%

Vitamina C 23,8mg   53%

Piridoxina B6   0,1mg   8%

Fósforo   15,4mg   2%

Manganês 0,1mg   4%

Magnésio 11,2mg   4%

Ferro   0,2mg   1%

Niacina   2,6mg   14%

Sódio   2,7mg   0%

Benefícios da batata doce

Auxilia no emagrecimento: Por ser rica em amido resistente, a batata doce tem um índice glicêmico mais baixo do que outros tubérculos, ou seja, libera os carboidratos lentamente para a corrente sanguínea, o que evita picos de glicemia e insulina. Esse mecanismo que parece simples tem uma série de repercussões no organismo que ajudam a emagrecer.

O primeiro é a saciedade: enquanto o sistema digestivo demora para digerir os alimentos, ele envia mensagens ao cérebro de que está saciado. Além disso, quando a glicemia é liberada lentamente e fica estável, o cérebro também interpreta que o organismo não precisa de mais alimentos naquele momento.

Auxilia no ganho de massa muscular: Por ter importante função antioxidante, o alimento reduz os impactos negativos provocados pelos treinos e deixa o organismo frequentemente em estado metabólico, otimizando o ganho de músculos.

Fonte de energia: O fato de ser uma fonte gradual de energia faz com que a batata doce seja um alimento essencial para quem pratica atividade física. Isso porque ela possibilita que esses indivíduos tenham energia para disponibilizar para os músculos durante a atividade física, não levando-os à hipoglicemia de rebote, queda brusca dos níveis de glicose quando consumimos alimentos com alto índice glicêmico no pré-treino - levando a tontura, náuseas e até mesmo desmaios durante a prática de atividade física. Além disso, a batata doce pode ser consumida com a intenção de ressíntese de glicogênio muscular - estoque de glicose dos músculos.

Auxilia na prevenção e tratamento de diabetes tipo 2: A batata-doce possui uma fibra insolúvel chamada amido resistente, que é digerido com mais dificuldade pelo intestino delgado, além de atrair as moléculas de gordura e de açúcar. Dessa forma, não só o amido resistente é absorvido mais lentamente, como também as gorduras e açúcares que foram atraídos por ela. Uma vez que a glicose entra na circulação sanguínea de maneira mais gradativa, o organismo receberá energia por mais tempo e terá uma sensação de saciedade prolongada. Este mecanismo também irá auxiliar na prevenção e tratamento de diabetes tipo 2, proporcionando maior sensação de saciedade.

Vitaminas e nutrientes da batata doce

A batata doce é originária da América tropical. Sua forma, tamanho e cor variam de acordo com sua espécie. Por aqui, temos a batata doce branca, amarela e roxa. A versão amarelada, devido ao seu pigmento, é rica em betacaroteno, que uma vez ingerido transforma-se em vitamina A, responsável pela saúde ocular, da pele, pelo aumento da imunidade e pode auxiliar no ganho de massa muscular.

Além disso, a batata doce é rica em ferro e cálcio, além de fortalecer o sistema imunológico.

Já a batata de coloração roxa possui maior teor de antocianinas, sendo assim uma excelente fonte de antioxidantes, evitando a ação dos radicais livres ao organismo.

Como consumir

Recomenda-se o consumo da batata doce de forma cozida ou assada em forma de purês, sopas, picadinhos. Se ainda quiser aumentar a propriedade funcional deste tubérculo ele pode ser consumido com especiarias como canela, curry, açafrão, alecrim, tomilho, dentre outras.

Quantidade recomendada

Apesar de ser um ótimo carboidrato, não podemos deixar outras fontes alimentares desse nutriente de fora da alimentação. O consumo de qualquer macro ou micronutriente deve ser diversificado.

A quantidade recomendada para consumo diário de batata-doce deve acompanhar as necessidades de 60% a 65% de carboidratos, o que equivale a aproximadamente 1200-1400 calorias do nutriente por dia. Cerca de 100 gramas possui aproximadamente 100 calorias e 25 gramas de carboidrato, e deve estar dentro dessa quantia estipulada.

Mesmo que seja um alimento sempre indicado, o cuidado em relação à batata-doce também deve existir, pois todo excesso de macronutriente se depositará no nosso organismo sob a forma de gorduras, independente de qual seja esse alimento.

CAPITULO XI

Berinjela: benefícios e receitas
Veja também como fazer a água de berinjela

A berinjela é um legume rico em vitaminas (principalmente a B5) e sais minerais como cálcio, fósforo, ferro e fibras.

Ela é famosa, principalmente, por combater o colesterol. Veja a seguir seus benefícios:

Combate o diabetes - Por ser rica em fibras solúveis, ela tem apresentado resultados positivos em relação a tolerância à glicose, redução de hiperglicemia pós-prandial e taxa secretória de insulina em indivíduos diabéticos.

Isso porque estas fibras reduzem a absorção da glicose durante a digestão, por formarem um gel que envolve o bolo alimentar.

Reduz o colesterol ruim (LDL) - Além do efeito das fibras solúveis, que também retarda a absorção do colesterol, a fermentação destas fibras leva à produção de ácidos graxos de cadeia curta no cólon, o que resulta em uma redução do colesterol no sangue.

Ajuda a emagrecer - Estes efeitos das fibras solúveis da berinjela na digestão aumentam a sensação de saciedade, o que evita a ingestão de calorias não necessárias, que podem levar ao ganho de peso.

Além disso, ao influenciar positivamente na redução dos picos glicêmicos, há uma menor liberação do hormônio insulina, responsável por colocar esse nutriente para dentro das células, mas ele também é culpado pelo acúmulo de gordura no corpo quando circula em altas quantidades no nosso organismo.

Melhora o funcionamento do intestino - O mesmo gel formado pelas fibras também ajuda o bolo alimentar a transitar melhor, aprimorando o trânsito intestinal. Além disso, elas têm uma função prebiótica: as fibras sofrem fermentação completa ou parcial no intestino grosso, que é realizada por bactérias benignas, o que estimula o crescimento da microbiota (flora intestinal) e incentiva uma atividade intestinal saudável.

Aumenta a imunidade - Ao estimular as bactérias do intestino, as defesas do nosso corpo também são reforçadas, já que 60% das imunoglobinas estão nele. Além disso, os ácidos graxos de cadeia curta resultantes da digestão das fibras impedem com que bactérias ruins do intestino se transportem para a corrente sanguínea, evitando que elas infectem o corpo todo.

É rica em antioxidantes - A casca da berinjela deve sua coloração arroxeada aos flavonoides chamados de antocianinas. Elas protegem nosso organismo de doenças cardiovasculares, câncer, diabetes, infecções virais e obesidade, devido a sua ação antioxidante, que protege o DNA das células e evita inflamações. Ao que tudo indica e alguns estudos comprovam, quando a farinha de berinjela é feita com a casca, ela preserva esses nutrientes, colaborando dessa forma para a nossa saúde.

Nutrientes da berinjela

A berinjela é um alimento rico em fibras alimentares e com poucas gorduras e calorias. Veja a seguir sua tabela nutricional:

Nutriente em 100 g de berinjela

Calorias   20 kcal

Proteínas   1,2 g

Gorduras   0,1 g

Carboidratos   4,4 g

Fibra alimentar   2,9 g

Cálcio   9 mg

Magnésio   13 mg

Fósforo   20 mg

85

Ferro 0,2 mg

Potássio   205 mg

Zinco 0,1 mg

Vitamina B1 (Tiamina) 0,04 mg

Vitamina B2 (Riboflavina)   0,05 mg

Vitamina C 3 mg*

*Fonte: Tabela Brasileira de Composição dos Alimentos - Unicamp - 2011

Ela também é rica em vitamina C e vitaminas do complexo B. Veja qual porcentagem do Valor Diário* de alguns nutrientes que esse alimento carrega:

12% de fibras

7% da vitamina C

5% de magnésio

1% dos carboidratos

0,2% das gorduras*

* Valores Diários de referência para adultos com base em uma dieta de 2.000 kcal ou 8.400 kJ. Seus valores diários podem ser maiores ou menores dependendo de suas necessidades energéticas.

Água de berinjela: veja os benefícios

Com a fama da berinjela para ajudar a emagrecer, muitas pessoas buscam a água feita com sua casca de molho para perder peso, reduzir o colesterol ou mesmo ajudar no diabetes.

No entanto, não há estudos que comprovem esses resultados: o ideal é consumir a berinjela em si nas refeições.

Mas, para preparar essa água de berinjela, basta cortar o vegetal em cubos em deixá-lo de molho por algumas horas, consumindo depois a água em que ele foi depositado.

Como consumir a berinjela

A água de berinjela pode não funcionar de acordo com os estudos científicos, mas consumir a berinjela nas refeições, cozida, grelhada ou refogada pode ser uma excelente pedida para a saúde.

A farinha de berinjela também é uma excelente opção. Ela pode ser consumida no dia a dia, misturada com iogurtes, salada de frutas, cuscuz, arroz e outras preparações.

A farinha de berinjela tem uma quantidade alta de fibras, portanto pode ser muito bem utilizada em pães, bolos, biscoitos e outras massas. Porém, justamente por esse motivo, ela não tem uma boa fermentação, e precisam ser unidas à farinha de trigo refinada nas receitas.

Referências:
Nutrólogo Edson Credidio, doutor em Ciências de Alimentos pela Universidade Estadual de Campinas (Unicamp).
Nutricionista Patrícia Bertolucci, da PB Consultoria Nutricional, em São Paulo.
Nutricionista Paula Crook, da PB Consultoria Nutricional, em São Paulo.
Nutricionista Tatiana Branco Barroso, da Nutriaction, em São Paulo.

CAPITULO XII

Biomassa de banana verde: veja como fazer e conheça seus benefícios

A biomassa de banana verde consiste em uma preparação feita com polpa de bananas verdes cozidas. Esta simples preparação é capaz de melhorar a imunidade, contribuir para o desenvolvimento da microbiota intestinal, reduzir o risco de câncer de intestino, controlar os níveis de colesterol, prevenir o diabetes e evitar o acúmulo de gordura abdominal.

Principais nutrientes da biomassa de banana verde

A biomassa de banana verde se destaca por possuir boas quantidades de um amido resistente que é uma espécie de fibra que o aparelho digestivo não consegue digerir. Como este tipo de fibra não é digerida, ela serve de alimento para as bactérias benéficas do intestino e assim contribui para o desenvolvimento da microbiota intestinal. Consequentemente, a imunidade melhora e o risco de câncer no intestino diminui. Esta fibra também previne o diabetes tipo 2 e melhora o trânsito intestinal.

A biomassa de banana verde também possui vitamina A, que é importante para a saúde dos olhos, da pele e contribui para o crescimento. O alimento conta com vitaminas do complexo B, B1, B2 e B3, que agem no metabolismo da glicose, dos ácidos graxos e aminoácidos, ou seja, ajudam o organismo a utilizar essas substâncias com eficiência. O potássio, o manganês e o fósforo também estão presentes na biomassa de banana verde.

Benefícios da biomassa de banana verde

Previne o diabetes tipo 2: As fibras da biomassa de banana verde ajudam a evitar os picos de glicose no sangue, fazendo com que ela seja liberada aos poucos. Estes picos de glicose levam a picos de insulina. Diante de constantes picos de insulina, alguns órgãos passam a se tornar tolerantes a ela, sendo preciso cada vez mais insulina para cumprir a mesma função, gerando o quadro de resistência à insulina, que se não for combatido pode evoluir para o diabetes tipo 2.

Ajuda na perda de peso: A biomassa de banana verde contribui para o emagrecimento porque as fibras evitam o pico de glicose e fazem com que ela seja liberada aos poucos, fazendo com que a pessoa sinta saciedade por mais tempo.

Melhora a saúde da microbiota intestinal: A biomassa de banana verde se destaca por possuir boas quantidades de um amido resistente que é uma espécie de fibra que o aparelho digestivo não consegue digerir. Como este tipo de fibra não é digerida, ela serve de alimento para as bactérias benéficas do intestino e assim contribui para o desenvolvimento da microbiota intestinal.

Melhora a imunidade: O amido resistente da biomassa de banana verde contribui para a saúde da microbiota intestinal. Quando a microbiota intestinal está saudável existe a produção de uma substância chamada citocina anti-inflamatória que melhora a imunidade, fazendo com que os anticorpos trabalhem com mais eficiência.

Além disso, quando a microbiota intestinal está saudável, ela produz uma substância chamada butirato, um aminoácido de cadeia curta que é um combustível para os anticorpos do intestino terem mais força para atacar invasores.

Diminui os níveis de colesterol ruim (LDL): O butirato, que é produzido quando a microbiota intestinal está saudável, também tem o efeito de diminuir discretamente a produção do colesterol do fígado. Já o amido resistente reduz o colesterol que nós ingerimos.

Melhora o trânsito intestinal: As fibras não digeríveis na da biomassa de banana verde contribuem para a formação do bolo fecal, com um bolo fecal maior, ele sairá com mais facilidade. Assim, há melhora no trânsito intestinal.

Como consumir a biomassa de banana verde

A biomassa de banana verde pode ser utilizada na culinária como um espessante para dar mais consistência nas receitas culinárias. Ela substitui boa parte das receitas que utilizam óleo, maionese, creme de leite e qualquer outro espessante e não altera o sabor ou interfere no sabor do prato. A biomassa também pode ser adicionada em sucos.

Quando a biomassa de banana verde é feita em casa, ela pode ser guardada na geladeira por sete dias ou congelada por até dois meses. Para descongelar basta deixar a biomassa em temperatura ambiente ou aquecê-la em banho-maria.

Contraindicações

Não há contraindicações para o consumo de biomassa de banana verde, somente pessoas que tem alergia à banana devem evitar o consumo do alimento.

Risco do consumo em excesso

O consumo em excesso de biomassa de banana verde pode causar gases, flatulências e diminuir a absorção de alguns minerais, como o zinco e cálcio. Outro risco do excesso do alimento é o intestino ficar solto.

Fonte consultada:
Nutrólogo Roberto Navarro

CAPITULO XIII

Castanha da Índia: descubra se ela realmente emagrece

Saiba mais sobre seus benefícios dessa oleaginosa para a saúde

A castanha da Índia é uma semente da árvore castanheiro-da-Índia, que na verdade é encontrada no sudeste da Europa na região dos Balcãs (o que incluí países como Albânia, Bósnia, Bulgária e Grécia, entre outros).

Ela é muito usada para problemas circulatórios e doenças ligadas a uma má circulação do sangue, no entanto, não deve ser consumida in natura, devido a alguns compostos tóxicos.

Castanha da Índia emagrece?

Não existem estudos sobre o potencial de emagrecimento da castanha da Índia. Ela tem propriedades importantes para o emagrecimento, comparada a outras oleaginosas, como o potencial de aumentar a saciedade, devido a sua quantidade de fibras e proteínas. Além disso, ela tem ação laxante, diurética e de melhorar o metabolismo, mas nas mesmas proporções que outras oleaginosas.

Os benefícios da castanha da Índia para a circulação sanguínea, já comprovado em estudos, podem torna-la benéfica para emagrecer, mas não se sabe ainda ao certo como. Além disso, a variação de quilos perdidos por pessoas que a usaram faz com que se questione se outros hábitos adotados não são mais responsáveis pela perda de peso do que outros.

Castanha da Índia x Noz da Índia

Muitas pessoas confundem a castanha da Índia com a noz da Índia, até pelo nome semelhante. Mas elas são oleaginosas completamente diferentes em aparência e benefícios.

A noz da Índia é originária da árvore Nogueira-de-Iguape, original da Indonésia. Ela é uma sementinha pequena e branca, enquanto a castanha da Índia lembra uma mamona por fora, mas dentro contém uma castanha marrom.

Quanto aos benefícios, ambas têm fama de emagrecer e nenhuma tem essa propriedade comprovada. No entanto, a castanha da Índia tem estudos que comprovam sua eficácia em melhorar o sistema circulatório, enquanto a noz da Índia só tem suas propriedades laxativas embasadas cientificamente.

Benefícios comprovados da castanha da Índia

Problemas circulatórios - Até o momento estudos científicos só tem demonstrado o uso da castanha da Índia problemas circulatórios, como a insuficiência venosa. Isso ocorre porque ela melhora o tônus das paredes dos vasos sanguíneos, o que favorece o retorno do sangue para o coração, principalmente nos membros inferiores, em que a gravidade dificulta a subida do sangue de volta ao peito, e também impede a fragilidade dos capilares, estruturas mais finas do que as veias e artérias. Isso ainda previne que acidentes vasculares aconteçam.

Benefícios em estudo

Celulite Como a castanha da Índia traz benefícios para a circulação, ela pode colaborar para a melhora da celulite, um problema causado também por problemas na microcirculação na pele. Portanto, pessoas que usam a castanha da Índia sentem esse efeito, mas ainda não há estudos específicos sobre sua ação na celulite.

Hemorroidas - A castanha da Índia tem propriedades anti-inflamatórias comprovadas, e ao que tudo indica, isso ajudaria a tratar hemorroidas, mas esse uso da castanha ainda não foi comprovado. O ideal é conversar com um proctologista antes de usá-la, procurando outros tratamentos.

Tratamento de lesões esportivas - As propriedades anti-inflamatórias da castanha da Índia também estão sendo estudadas no tratamento de lesões esportivas, como contusões, tendinites, hematomas e distensões musculares.

Principais nutrientes da castanha da Índia

A castanha da Índia é rica em gorduras, principalmente as mono e poli-insaturadas, que são mais benéficas para a saúde, algo comum a outras oleaginosas. Essas gorduras são capazes de reduzir o colesterol LDL, que propicia um maior risco de entupimento das artérias, e aumentam o colesterol HDL, que tem um efeito contrário.

Além disso, a castanha da Índia é rica em fibras, o que colabora para manutenção da saciedade. Outros nutrientes importantes dessa oleaginosa é como cálcio, magnésio, manganês, fósforo e ferro. No entanto, não existe uma tabela nutricional oficial da castanha da Índia.

Como consumir a castanha da Índia

A castanha da Índia não deve ser consumida em natura, por possuir alguns compostos que podem ser tóxicos. Mesmo as flores, folhas e tronco não devem ser consumidos sem um processamento prévio, que retira a esculina, sua substância mais tóxica.

Contraindicações da castanha da Índia

A castanha da Índia é contraindica nas seguintes situações:

Grávidas e lactantes: não se sabe se a castanha da Índia, mesmo que processada, é segura para o feto e o bebê

Pessoas com diabetes: a castanha da Índia pode reduzir a glicemia no sangue, por isso é preciso tomar cuidado quando se tem hipoglicemia

Pessoas com problemas renais: já que se suspeita que ela pode piorar esses quadros.

Pessoas com problemas gastrointestinais: já que ela pode irritar o trato digestivo.

Pessoas com problemas de fígado: existem reportes de problemas nesse órgão devido ao consumo de castanha da Índia.

Pessoas que passaram por cirurgias: como ela mexe com a circulação e afina o sangue, pode causar sangramentos após cirurgias.

Além disso, é importante tomar cuidado ao oferecer esse alimento para crianças menores de 15 anos.

Quantidade recomendada

O ideal é consumir as seguintes quantidades de castanha da Índia:

Castanha da Índia em pó: 250 a 1000mg/dia junto às refeições

Extrato seco de castanha-da-índia: 100 a 400 mg/dia após as refeições.

Riscos do consumo em excesso

Em excesso, a castanha da Índia pode causar irritações na pele e no sistema digestivo, portanto o ideal é consumi-la apenas dentro da quantidade recomendada.

Onde encontrar

Hoje a castanha da Índia é vendida em lojas de produtos naturais, supermercados e zonas cerealistas.

Fontes consultadas:
Nutróloga Marcela Voris (CRM-SP 130126), da Associação Brasileira de Nutrologia (ABRAN).
Nutricionista Ricardo Zanuto, especialista em nutrição clínica e esportiva.

CAPÍTULO XIV

Castanha-do-pará é benéfica para o coração e o cérebro

O alimento também é bom para a tireoide, melhora a imunidade e previne o câncer

A castanha-do-pará (ou castanha do Brasil) é uma semente do mesmo grupo das nozes, amêndoas e outras oleaginosas. Ela é rica em gorduras boas, minerais e fitoquímicos e tem elevado valor nutritivo.

Este alimento contém substâncias antioxidantes abundantes, especialmente selênio. Uma única castanha fornece quase 100 mcg de selênio, que corresponde a 150% da dose diária recomendada. As castanhas possuem compostos fenólicos e flavonoides e são ricas em vitamina E, fitosteróis e esqualeno. Seus efeitos benéficos são devido à sua ação antioxidante e antiproliferativa, o que reduz o risco de aterosclerose e câncer.

A castanha-do-pará ainda é importante para a saúde do sistema cardiovascular, ajuda a baixar o colesterol, é boa para a imunidade e ativa o metabolismo da tireoide.

Principais nutrientes da castanha-do-pará

Castanha-do-pará - 10 g (2 castanhas)

Calorias   66 kcal

Gorduras totais   6,71 g

Gorduras saturadas   1,6 g

Gorduras monoinsaturadas   2,38 g

Gorduras poli-insaturadas   2,4 g

Proteínas   1,43 g

Carboidratos   1,17 g

Cálcio   16 mg

Ferro   0,24 mg

Fósforo   72 mg

Magnésio   38 mg

Potássio   66 mg

Zinco   0,41 mg

Vitamina E 0,57 mg

Selênio   192 mcg*

*Fonte: Tabela do Departamento de Agricultura dos Estados Unidos.

A castanha-do-pará é fonte de potássio. Os benefícios deste nutriente vão desde o controle da pressão arterial até a diminuição do risco de doenças cardiovasculares, e também diminui a excreção de cálcio pela urina. O alimento também conta com fósforo, que é bom para a saúde dos ossos.

Essa castanha ainda contém alto teor de glutationa peroxidase, um poderoso antioxidante, que beneficia a saúde de várias formas: reforça o sistema imunológico, protege contra doenças cardiovasculares, tem ação anticancerígena, ativa o metabolismo da tireoide. O ômega 9 também está presente em boas quantidades na castanha-do-pará.

Os antioxidantes ajudam a controlar a produção de radicais livres e também colaboram para a imunidade, o que se reflete em um risco menor de contrair câncer.

Benefícios da castanha-do-pará

Boa para o coração: Por seu alto teor de ômega-9 e por fornecer antioxidantes diversos como vitamina E, selênio, glutationa e esqualeno, a castanha age na saúde cardiovascular. Por ter ação antioxidante e ainda ser rica em gorduras insaturadas, a castanha-do-pará favorece a saúde do coração, reduzindo o colesterol ruim, LDL, e aumentando os níveis do colesterol bom, HDL.

Protege o cérebro: Vitamina E, selênio e ômega-9 ajudam na memória e raciocínio, e estes antioxidantes, presentes na castanha-do-pará, protegem os neurônios das ações negativas dos radicais livres, podendo contribuir na prevenção de doenças cerebrais degenerativas como Alzheimer e Parkinson.

Bom para a tireoide: A tireoide depende de alguns minerais para o seu perfeito funcionamento, principalmente selênio, zinco e iodo. Eles fazem parte de reações bioquímicas que permitem a produção dos hormônios tireoidianos. Muitas vezes o hipotireoidismo inicial pode ser corrigido com um nível ideal destes minerais. A castanha-do-pará se torna uma aliada da tireoide por conter boas quantidades de selênio.

Melhora a imunidade: Selênio, vitamina E e glutationa são potentes antioxidantes que ajudam a controlar a produção de radicais livres e colaboram para a imunidade, o que se reflete em um risco menor de contrair câncer.

Quantidade recomendada de castanha-do-pará

Por ser um alimento muito denso em nutrientes e para obter os benefícios sem correr o risco de ingerir um excesso de selênio, uma a duas castanhas por dia são suficientes. Cada castanha pesa aproximadamente 5 gramas. Fique pelo menos dois dias da semana sem consumir este alimento para evitar um excesso de selênio.

Riscos do consumo excessivo

Consumir além de quatro a seis castanhas-do-pará pode ser prejudicial para a saúde. Isto porque esta quantidade do alimento possui entre 200 e 300 mcg de selênio, um pouco abaixo recomendação diária máxima de selênio (400 mcg). O consumo ocasional de uma quantidade maior não vai causar nenhum problema, o que complica é o consumo crônico de altas quantidades da castanha. Pode ocorrer uma overdose de selênio que leva a uma condição tóxica conhecida como selenose. Os sintomas deste problema são náuseas, vômitos, dor abdominal, fadiga, irritabilidade, descamação das unhas, perda de cabelo, mau hálito, distúrbios gastrointestinais e danos ao sistema nervoso.

Como consumir a castanha-do-pará

A melhor maneira de consumir a castanha-do-pará é in natura e sem sal, para evitar um excesso de sódio. A castanha deve estar fresca e sem ranço e é interessante adquirir as versões que já vem embaladas. Isto porque as versões a granel tem maior risco de contaminação, pois são manipuladas por várias pessoas e nem sempre há o controle de validade e exposição do ambiente.

Além disso, a umidade no local onde a oleaginosa é armazenada pode aumentar o risco da proliferação de fungos no alimento, como o Aspergillus flavus e o Aspergillus parasiticus, que produzem substâncias tóxicas.

Se não tiver outra alternativa para a venda à granel, prefira comprar em locais em que a rotatividade do produto é alta e se informe sobre o dia da semana em que o produto novo é entregue e faças as compras neste dia.

Interações

A castanha-do-pará contém algum ácido fítico, substância que poderia interferir na absorção de outros minerais. O ácido fítico também está presente em inúmeros alimentos como nozes diversas, amendoim, sementes, feijão e grãos, cereais, tubérculos e folhas verdes. Esta é a forma com que os vegetais armazenam o fósforo, um mineral essencial para a produção de energia. Apesar de sua aparente desvantagem, o ácido fítico é semelhante em alguns aspectos a uma vitamina, e metabólitos do ácido fítico têm funções necessárias nas células.

Os estudos sugerem que o ácido fítico confere propriedades protetoras contra doenças cardiovasculares, câncer e diabetes. Portanto, a quantidade recomendada de castanha-do-pará (duas unidades) não causará nenhum problema de absorção mineral e não há problemas em ingerir a castanha com outros alimentos.

Contraindicações

A castanha-do-pará só não é indicada para pessoas que têm alergia a este alimento.

Onde encontrar

A castanha-do-pará pode ser encontrada em supermercados, mercados, hortifrútis e lojas de produtos naturais.

Fontes consultadas:
Revisado pela Nutróloga e médica ortomolecular Tamara Mazaracki
Nutricionista Nicole Trevisan da ADJ Diabetes Brasil.

CAPITULO XV

Chia: a semente que emagrece e reduz gordura

Ela manda a fome embora e é capaz de controlar a glicemia
e baixar o colesterol

A chia (Salvia hispanica L.) é uma planta herbácea da família das lamiáceas, da qual também fazem parte o linho e a sálvia, tanto que é conhecida como "salvia hispânica". Originária do México, suas sementes já eram utilizadas como alimento pelos povos das civilizações da América Central há muitos séculos. A importância do consumo desta semente tem sido reforçada por especialistas em nutrição humana, uma vez que nela são encontrados ácidos graxos poli-insaturados essenciais, fibras, proteínas e outros nutrientes. Mas a fama notória da chia foi conquistada graças aos seus efeitos sobre a dieta, pois a semente é capaz de favorecer o emagrecimento. Consumi-la significa colher uma lista de benefícios, que incluem desde regular as taxas de colesterol sanguíneo até fortalecer o sistema imunológico.

Principais nutrientes da chia

Semente de chia - Por 25 g (uma porção)

Calorias   122 kcal

Carboidratos   10,53 g

Proteínas   4,14 g

Gorduras   7,69 g

Gorduras saturadas   0,833 g

Gorduras monoinsaturadas   0,577 g

Gorduras poli-insaturadas   5,917 g

Fibras   8,6 g

Cálcio   158 mg

Fósforo   215 mg

Magnésio   84 mg

Potássio   112 mg

Ferro   1,93 mg

Zinco   1,15 mg

Vitamina A 14 UI

Vitamina B1 (Tiamina) 0,155 mg

Vitamina B2 (Riboflavina)   0,043 mg

Vitamina B3 (Niacina) 2,208 mg*

*Tabela do Departamento de Agricultura dos Estados Unidos

A chia pode ser facilmente consumida junto a saladas ou na mistura de sucos e vitaminas, além de outras receitas, na quantidade de duas colheres de sopa, que equivale a 25 gramas. Ela contém alto teor de ácidos graxos poli-insaturados essenciais, tipos de gorduras consideradas benéficas ao organismo, sendo rica em ácido graxo alfa-linolênico, também conhecido como ômega 3.

Ela também contém carboidratos considerados de baixo índice glicêmico, pois aproximadamente 34,4% da porção de 100 g da semente é composta por fibras alimentares. Por fim, a semente ainda contém compostos fenólicos sendo considerada uma fonte natural de antioxidantes. Entre eles estão o ácido cafeico e ácido clorogênico.

Sua semente é considerada como uma boa fonte proteica por possuir um alto teor de proteínas, sendo em sua maior parte aminoácidos essenciais, ou seja, aqueles que não são produzidos pelo nosso organismo (isoleucina, leucina, lisina, metionina, fenilalanina, treonina, triptofano, valina e histidina). Para se ter uma idéia, precisamos consumir cerca de 50 gramas de proteínas todos os dias de acordo com a Agência Nacional de Vigilância Sanitária (Anvisa), considerando uma dieta de 2 mil calorias diárias. Isso significa que 25 gramas de chia contém 8% da proteína que precisamos em um único dia.

Mas a chia transborda mesmo em quantidade de fibras, duas colheres de chia contêm 8,6 g delas. Como temos que consumir 25 gramas dessas substâncias ao dia, isso quer dizer que uma porção tem 34% das fibras de que precisamos diariamente! Veja qual porcentagem do Valor Diário* de alguns nutrientes ela também carrega:

32% de magnésio

16% de zinco

15% de cálcio

13% do ferro

13% de vitamina B3 (niacina)

12% de vitamina B1 (tiamina)

3% de vitamina B2 (riboflavina)*

* Valores Diários de referência para adultos com base em uma dieta de 2.000 kcal ou 8.400 kJ. Seus valores diários podem ser maiores ou menores dependendo de suas necessidades energéticas.

Benefícios da chia

Ajuda a emagrecer: um dos motivos que fazem da chia uma grande aliada na perda de peso está na sensação de saciedade que a semente proporciona. Suas fibras têm a capacidade de absorver muita água, transformando-se em uma espécie de gel. É só fazer o teste, deixando uma porção de molho num copo para perceber a semente inchando em pouco tempo. Quando é ingerida, a reação é semelhante. Em contato com os sucos gástricos, suas fibras se transformam nesse gel, que aumentam a dilatação do estômago. É esse mecanismo um dos fatores que favorecem a saciedade e, consequentemente, acarreta um menor consumo de alimentos.

Além disso, o consumo regular de chia pode ser benéfico para evitar a formação de gordura localizada, outra grande inimiga de quem luta contra os ponteiros da balança. Um estudo publicado no European Journal of Clinical Nutrition validou uma pesquisa em que onze indivíduos saudáveis consumiram a semente por 12 semanas e obtiveram redução na glicemia após a refeição, ou seja, não houve picos de insulina no sangue, sendo assim, a glicose foi liberada lentamente no organismo. Tal processo evita que a gordura seja acumulada e, por consequência, afasta o excesso de peso. Os participantes do estudo também relataram diminuição do apetite até 120 minutos após o consumo da refeição, diferentemente dos indivíduos que não consumiram a chia, mostrando assim seu efeito no aumento da saciedade.

Previne e controla o diabetes: por conter fibras e aumentar o tempo de liberação da glicose, a chia pode ser relacionada com a prevenção do diabetes tipo 2. Funciona da seguinte forma: a digestão dos carboidratos começa na boca e termina no intestino, onde partes maiores de carboidrato são transformadas em tipos diferentes de açúcar (glicose, frutose, galactose) para serem absorvidos. Quando consumida com fontes de carboidratos (frutas, massas, pães), as fibras da chia têm como efeito a diminuição da velocidade com que o carboidrato sai do estômago e chega ao intestino, para terminar de ser digerido e absorvido, justamente por se transforarem em um gel. Dessa forma, a glicose é liberada lentamente na corrente sanguínea, fazendo com que o hormônio insulina, necessário para transportá-la até as células, também seja liberado em pequenas doses. A vantagem de tudo isso é que com menos doses desse hormônio circulando no organismo, evita-se assim uma condição chamada resistência à insulina. O quadro ocorre quando é preciso uma quantidade maior do composto para que a mesma quantidade de glicose seja armazenada, e em longo prazo favorece o aparecimento do diabetes tipo 2.

Previne doenças cardiovasculares: o consumo regular de chia é capaz de evitar doenças como infarto, derrame e hipertensão graças as suas grandes quantidades de ômega 3. Esse ácido graxo reduz a formação de coágulos sanguíneos e arritmias, além de diminuir o colesterol circulante no sangue. Além disso, o ômega-3 ajuda na regulação da pressão dos vasos sanguíneos, uma vez que aumenta a fluidez sanguínea, evitando assim, o aumento da pressão arterial.

Regula o colesterol ruim (LDL): de toda gordura que compõe a chia, aproximadamente 77% são formados por ácidos graxos ômega 3 e ômega 6. Essas gorduras têm como uma de suas principais propriedades reduzir o colesterol ruim (LDL) e aumentar o colesterol bom (HDL), além de baixar os triglicérides na corrente sanguínea. Além disso, as fibras da semente também têm efeito benéfico na diminuição da concentração dos lipídios no sangue, que é o caso do colesterol.

Efeito desintoxicante: os antioxidantes, como o ácido cafeico, de sua composição, são responsáveis por auxiliar na desintoxicação do fígado, além de impedir a formação de radicais livres que agem destruindo as membranas celulares e desencadeando o processo de envelhecimento.

Fonte de cálcio: por ter bastante cálcio, a chia é uma alternativa para indivíduos que têm intolerância à lactose, necessitando de fontes alternativas desse mineral. Porém, alimentos como tofu e gergelim contêm maiores quantidades de cálcio, e vale consumi-los também.

Protege o cérebro: ela também pode favorecer as ligações cognitivas no cérebro. Muitos estudos relacionam os ácidos linoleicos e alfa-linolênico presentes na semente com a formação das membranas celulares, as funções cerebrais e a transmissão de impulsos nervosos.

Pele e cabelos mais bonitos: em sua composição nutricional, a chia também apresenta vitamina A, nutriente que age como antioxidante contra os radicais livres e também auxilia na redução da acne e prevenção do ressecamento da pele. A semente também leva vitamina B2, importante na saúde da pele, unhas e cabelos.

Efeito anticelulite: já se sabe que a chia contém quantidades significativas de ômega 3 e muitos estudos têm relacionado o consumo desse ácido graxo com a diminuição da inflamação, o que seria interessante para diminuir e evitar celulite, um processo inflamatório do organismo.

Fortalece a imunidade: por conter minerais como o selênio e zinco, que auxiliam o sistema imunológico, a chia é importante para reforçar as defesas, afastando de perto doenças como gripes, resfriados e processos infecciosos. Além disso, por ter nutrientes como fósforo, manganês, cálcio, potássio e sódio, a semente é indispensável para a manutenção da integridade e saúde das células.

Boa fonte de ferro: o mineral, presente em grande quantidade na chia, é muito bem absorvido nesse alimento. Ele é o principal nutriente na formação dos glóbulos vermelhos, que transportam o oxigênio pelo nosso corpo. A redução desses glóbulos e da oxigenação levam à anemia, fadiga e cansaço, aumenta os riscos de infecções e também se relaciona a uma queda na imunidade.

Quantidade recomendada de chia

Os especialistas dizem que não há uma quantidade diária estabelecida para o consumo da chia. No entanto, estudos conduzidos em humanos que obtiveram resultados positivos utilizaram 25 g da semente, aproximadamente duas colheres de sopa, uma vez ao dia. Cabe salientar que alguns usaram mais. Mas como ela é calórica, o mais recomendado é manter os 25 g diários.

Como consumir a chia

Ela pode ser consumida crua, triturada ou em forma de gel ou na forma de óleo. A semente mantém suas propriedades em todas estas formas de consumo. Veja como usá-la:

Em forma de gel: deixe uma colher de sopa da semente de molho em 60 ml de água durante aproximadamente 30 minutos. O ideal é consumir o gel assim que ele estiver formado, não sendo recomendado guardar a mistura para comer depois. Depois que a goma é formada, você pode consumi-la na forma pura sem acompanhamentos (ainda que seja pouco comum) ou usá-la no preparo de mingau, sopas, batida em sucos ou em receitas de bolo e até adicionando a molhos de massas, por exemplo.

Substitua os ovos das receitas: o gel formado pela chia pode ser um ótimo substituto do ovo em receitas. Misturando uma colher de sopa da farinha de chia com 60 ml de água, você obtém uma quantidade de gel suficiente para substituir um ovo em qualquer preparação.

Semente seca: em vez de produzir o gel, você pode fazer diferente e adicionar a semente a líquidos como sucos, iogurtes e vitaminas. Uma sugestão é comer a porção no lanche entre as refeições, pois um pote de iogurte desnatado (160 ml) com uma colher de sopa de chia contém apenas 70 calorias.

Óleo da chia: ele pode ser usado para temperar saladas ou para regar a refeição quando já estiver no prato. O aquecimento do óleo de chia não é recomendado, pois o ômega 3 é facilmente oxidado com o calor, perdendo assim suas propriedades.

Na forma de farinha: a farinha pode ser misturada a frutas, sopas, mingaus e sucos de forma mais prática. Esta versão também pode substituir a farinha de trigo no preparo de receitas de pães e bolos. Outra boa pedida é comprar o grão, liquidificar, acondicionar a farinha em um pote e armazenar em geladeira para depois consumir junto da salada.

Chia sozinha ou com outros grãos?

Normalmente as pessoas misturam grãos fontes de nutrientes diferentes, para atingir um benefício específico, nem sempre promovido por todos os grãos do mix. Com benefícios à saúde próximos ao da chia, temos a linhaça, o gergelim e o girassol. Mas não é recomendado consumir uma porção de cada um deles por dia, devido à alta quantidade de calorias que essas sementes possuem. Sendo assim, uma solução pode ser fazer um mix destes grãos e consumir até 25g do mix ao dia.

Compare a chia com outros alimentos

Em relação à gordura, ela só perde da linhaça que contém 32,3 g em 100 g de alimento enquanto a chia tem em sua composição 30,74 g em 100 g. Mas vale lembrar que grande parte dessa gordura é proveniente de ômega-3 e omêga-6, benéficos para saúde e que equilibram as taxas de colesterol.

Se compararmos, porém, os ácidos graxos dos peixes de águas profundas, como o salmão, e dos vegetais, existem diferenças. O ômega-3 de origem animal contém mais componentes EPA (ácido eicosapentaenoico) e DHA (ácido docosahexaenóico) do que os de

112

origem vegetal, que não produzidos por nosso organismo e trazem mais benefícios à saúde cardiovascular.

A chia contém 631 mg de cálcio em 100 g. Mas vale lembrar que apesar de 100 gramas da semente terem mais cálcio do que um copo de leite integral (234 mg), é contraindicado consumir toda essa quantidade do grão, e o mineral do leite é mais facilmente absorvido pelo nosso organismo. Uma porção diária de chia (ou seja, 25 g) tem 158 gramas de cálcio, perdendo para o leite. E seria preciso mastigar muito bem o grão para dispor de todo o mineral que ele contém. Isso torna a semente uma boa opção para quem não pode consumir lactose e precisa de cálcio.

A semente também contém 112 mg de potássio e 84 mg de magnésio em 25 g enquanto o farelo de trigo (obtido como sobra do processo de refino do trigo, que dá origem à farinha de trigo) não apresenta nenhum dos dois micronutrientes. O magnésio é um mineral que não faz falta em pessoas que consomem as cinco porções recomendadas de vegetais, pois é abundante nesses alimentos. Porém, como a maior parte dos brasileiros não consome os 400 gramas de vegetais e frutas diários indicados pelo Ministério da Saúde (cerca de 90% de acordo com a Pesquisa de Orçamentos Familiares do IBGE), ela é uma boa alternativa para não perder o mineral.

A chia é considerada uma boa fonte de ferro, pois além de ter o mineral em alta quantidade, ele é mais fácil de ser absorvido na semente do que em alguns vegetais, pois eles acabam presos em uma substância chamada fitato. 25 g de chia contêm 1,93 g de ferro, 65 g de espinafre (o que equivale à quantidade recomendada de folhas verdes escuras para um dia) têm 1,77 g do mineral.

Fonte sobre dados nutricionais da chia:

Departamento de Agricultura dos Estados Unidos

Contraindicações

Não há contraindicação ao consumo da chia, porém, suplementos devem ser utilizados somente com prescrição médica ou nutricional.

Riscos

A chia é um carboidrato, apesar de conter fibras, em excesso, pode levar ao aumento de peso, constipação intestinal (principalmente se o indivíduo não tomar quantidade suficiente de água) e pode levar a desconfortos gástricos uma vez que retarda a saída dos alimentos do estômago.

O consumo excessivo de fibras pode interferir negativamente na absorção de minerais como cálcio e zinco.

Onde encontrar

A chia pode ser encontrada em supermercados comuns, lojas de produtos naturais e, até mesmo, em lojas de produtos naturais que vendem seus produtos pela internet.

Fontes consultadas:
Nutricionista Fabiana Honda, da PB Consultoria em Nutrição.
Nutricionista Israel Adolfo
Nutrólogo Roberto Navarro (CRM SP 78.392)

CAPÍTULO XVI

Chocolate: o poderoso antioxidante protetor do coração

A versão amarga também pode diminuir o risco de câncer,
ajudar a controlar o colesterol e proteger a pele

115

O chocolate pode proporcionar uma série de benefícios para o organismo. Porém, para que isso aconteça o alimento precisa contar com pelos menos 70% de pó de cacau em sua composição, ou seja, ser um chocolate amargo. Entre os pontos positivos do chocolate amargo destacam-se a diminuição de riscos de doenças cardiovasculares e de câncer. Além disso, o alimento protege o cérebro e pode contribuir para a diminuição do colesterol ruim e da pressão arterial. Todos esses benefícios ocorrem porque o chocolate amargo possui boas quantidades de pó de amêndoa de cacau que é rico em flavonoides. Esta substância é um poderoso antioxidante e proporciona todos esses pontos positivos para a saúde.

O cacau, fruto do qual é feito o chocolate, é originário das regiões tropicais da América do Sul e Central. O fruto era muito prestigiado entre os povos Maias e Astecas e foi levado para a Europa pelos espanhóis. Esses povos pré-colombianos utilizavam o cacau para produzir uma bebida que era grande fonte de energia.

Para elaborar o chocolate é retirada a amêndoa que fica dentro do cacau. Ela é rica em flavonoides, ferro, zinco, entre outras substâncias nutritivas. Após alguns procedimentos, é extraída uma gordura dessa amêndoa, a manteiga de cacau, e o restante dela é moído. Antigamente, bastava pegar esse pó e misturá-lo a aromatizantes para fazer uma bebida, porém o resultado era muito amargo.

Então, o açúcar foi adicionado na receita, na época este adoçante ainda não era refinado e a manteiga de cacau, que é rica em gorduras poli-insaturadas, passou a ser retirada e depois recolada na preparação. Assim, o primeiro chocolate era composto basicamente por pó da amêndoa do cacau, manteiga de cacau e açúcar.

Esta primeira combinação, apesar do açúcar, contém muitos pontos positivos. Isto porque o pó do cacau é rico em epicatequina, um tipo de flavonoide com forte ação antioxidante, e também contam com cromo, ferro, magnésio, fósforo, potássio e cafeína. Além disso, a

116

manteiga de cacau conta com gorduras boas, as poli-insaturadas, que possuem um efeito protetor no organismo.

Infelizmente, com o passar do tempo, muitos fabricantes de chocolate começaram a substituir a manteiga de cacau, que tem um preço elevado, por gorduras hidrogenadas, adicionaram mais açúcar, incluíram o leite e diminuíram o pó do cacau da receita. Assim, o alimento foi perdendo seus aspectos saudáveis.

Atualmente há diversos tipos de chocolate, alguns que ainda mantém as características da produção original e outros que tiveram a receita modificada e por isso já não proporcionam benefícios. Conheça cada tipo de chocolate:

Chocolate ao leite: Conta com pelo menos 25% de pó de cacau em sua composição, também possui leite, o que faz com que o alimento tenha colesterol e gordura saturada. Além disso, o doce possui muito açúcar e pode ter gorduras hidrogenadas.

Chocolate meio amargo: Conta com pelo menos 40% de pó de cacau em sua composição. Possui menos leite e açúcar. As quantidades de pó de cacau ainda não são suficientes para proporcionar benefícios consideráveis à saúde.

Chocolate amargo: Conta com pelo menos 70% de pó de cacau em sua composição. Este alimento não possui leite, e tem menos açúcar e gorduras. Quando consumido em quantidades moderadas, até 30 gramas por dia, pode proporcionar diversos benefícios para a saúde.

Chocolate branco: Não possui pó de cacau em sua composição. É feito com a manteiga do cacau e o açúcar e, infelizmente, em muitos casos também leva boas quantidades de gorduras hidrogenadas. Trata-se da pior opção para a saúde.

117

Nutrientes do chocolate amargo

Os flavonoides, especialmente a epicatequina, são as substâncias mais importantes do chocolate amargo. Elas estão presentes no pó da amêndoa do cacau e são um poderoso antioxidante, ou seja, agem combatendo os radicais livres presentes no organismo.

Estes flavonoides irão diminuir os riscos de doenças cardiovasculares e de câncer, e podem baixar o colesterol ruim, LDL, e a pressão arterial. Eles também contribuem para diminuir as chances de derrames, melhoram a pele e protegem o cérebro.

Este chocolate conta com cafeína que é um estimulante do sistema nervoso central, melhorando a concentração e energia. Ela também tem um efeito termogênico, contribuindo para a perda de peso.

O alimento também possui boas quantidades de magnésio, importante para o bom funcionamento dos nervos e músculos e que ajuda a evitar a formação de pedra nos rins e vesícula. O ferro está presente no chocolate amargo e é importante para evitar a anemia. O alimento também conta com fibras, substância que contribui para melhorar o transito intestinal.

	Chocolate amargo - 30 g			Chocolate meio amargo - 30 g	Chocolate ao leite - 30 g	Chocolate branco - 30 g

Nutrientes

	179 calorias		164 calorias		160 calorias	162 calorias
Proteínas	2.34 g	1.4 g	2.3 g	1.76 g		
Gorduras totais	12.79 g	9.4 g	8.9 g	9.6 g		
Carboidratos	13.77 g	18.35	17.8 g	17.7 g		
Açúcar total	7.2 g	14.3 g	15.4 g	17.7 g		
Fibras	3.3 g	2.1 g	1 g	0.1 g		
Cálcio	22 mg	17 mg	57 mg	60 mg		
Ferro	3.57 mg	2.4 mg	0.7 mg	0.07 mg		
Magnésio	68 mg	44 mg	19 mg	4 mg		
Fósforo	92 mg	62 mg	62 mg	53 mg		

118

Potássio	214 mg	168 mg	112 mg	86 mg
Sódio	6 mg	7 mg	24 mg	27 mg
Zinco	0.99 mg	0.6 mg	0.69 mg	0.22 mg
Vitamina K	2.2 mcg	2.4 mcg	1.7 mcg	2.7 mcg
Cafeína	24 mg	13 mg	6 mg	0
Gordura saturada	7.3 g	5 g	5.5 g	5.8 g
Gorduras monoinsaturadas	3.8 g	2.8 g	2.1 g	2.7 g
Gorduras poli-insaturadas	0.37 g	0.3 g	0.4 g	0.3 g
Gorduras trans	0.009 g	0.034 g	0	0
Colesterol	1 mg	2 mg	7 mg	6 mg

*Fonte: Tabela do Departamento de Agricultura dos Estados Unidos.

Confira qual a porcentagem do Valor Diário* de alguns nutrientes que a porção recomendada de chocolate amargo, 30 gramas, carrega:

33% de gorduras saturadas

26% de magnésio

25,5% de ferro

23,3% de gorduras totais

13,2% de fibras

13,2% fósforo

4,7% de proteínas*

*Valores Diários de referência para adultos com base em uma dieta de 2.000 kcal ou 8.400 kj. Seus valores diários podem ser maiores ou menores dependendo de suas necessidades energéticas.

Observe que apesar de possuir mais calorias, o chocolate amargo tem menos açúcar do que os demais. Quando comparados com o chocolate amargo, a versão meio amarga conta com o dobro de açúcar, 7 gramas a mais, o ao leite possui 8 gramas de açúcar a mais e o branco tem 10 gramas a mais.

Benefícios comprovados do chocolate amargo

Protege o sistema cardiovascular: O flavonoide epicatequina do chocolate amargo, que também é encontrado no chá verde, estimula o aumento do bom colesterol, HDL, e a diminuição do ruim, LDL. O colesterol ruim pode oxidar, entupir o vaso sanguíneo e levar a problemas no coração. Além disso, os flavonoides ajudam a dilatar as artérias, permitindo melhor circulação do sangue.

Uma pesquisa realizada pela Universidade de Monash, em Melbourne, na Austrália, com duas mil pessoas, observou que o consumo de chocolate amargo com pelo menos 70% de cacau ajuda a prevenir infarto e a reduzir riscos de pacientes com problemas cardiovasculares. É importante ressaltar que este benefício só ocorre quando o chocolate é inserido em uma dieta balanceada.

Controla o colesterol ruim (LDL): O flavonoide epicatequina do chocolate amargo ajuda a aumentar o bom colesterol, HDL, e a diminuir o colesterol ruim, LDL.

Reduz a pressão arterial: Os flavonoides presentes no chocolate ajudam a promover a dilatação das artérias, diminuindo a resistência arterial, o que contribui para a melhora da pressão arterial. Uma análise de 20 estudos, pesquisas que reuniram no total mais de 850 participantes, feita pelo Cochrane (grupo internacional avaliador de pesquisas) observou que comer chocolate amargo ajuda a diminuir a pressão arterial.

Diminui o risco de câncer: O chocolate amargo possui boas quantidades de flavonóides que são poderosos antioxidantes. O câncer tem relação com a oxidação do DNA, a oxidação excessiva aumenta o risco da doença. Como os flavonoides agem impedindo uma parte dessa oxidação, eles acabam evitando o risco de câncer.

Protege a pele: A radiação ultravioleta aumenta as oxidações das células da pele. Como os flavonoides do chocolate amargo possuem forte ação antioxidante, eles irão proteger um pouco a pele contra essa radiação.

Um estudo realizado pela Universidade de Laval em Quebec, no Canadá, feito com 60 mulheres, observou que o consumo de chocolate amargo ajuda a suportar altas doces de radiação solar na pele.

Proporciona sensação de bem-estar: O chocolate é fonte de triptofano, este aminoácido é precursor da serotonina, hormônio responsável pelo prazer. Além disso, o alimento possui neurotransmissores que estão relacionados com o relaxamento e redução da ansiedade.

Protege o cérebro: Por conter os flavonoides que possuem ação antioxidante, o chocolate amargo diminui o excesso de oxidação no cérebro e pode prevenir doenças degenerativas como o Alzheimer.

Uma pesquisa realizada pela Universidade de Toronto no Canadá mostrou que consumir chocolate amargo ajuda a diminuir os riscos de ter um acidente vascular cerebral (AVC). A pesquisa envolveu diversos estudos em conjunto e um deles foi feito com 45 mil voluntários.

Ação antioxidante: A forte ação antioxidante dos flavonoides presentes no chocolate amargo agem combatendo os radicais livres e assim proporcionam benefícios para todo o organismo. Além de diminuir o risco de câncer e problemas cardiovasculares, eles também evitam o envelhecimento celular.

Benefício polêmico do chocolate amargo

Ajuda a emagrecer: Uma pesquisa realizada pela Universidade de Chung Hsing em Taiwan observou que os ácidos fenólicos presentes no cacau podem aumentar a produção do hormônio leptina que aumenta a sensação de saciedade.

Além disso, o chocolate conta com a cafeína que tem uma ação termogênica, ou seja, acelera o metabolismo e assim ajuda a queimar calorias. Um estudo realizado pela Universidade da Califórnia, nos Estados Unidos, constatou que pessoas saudáveis que praticavam exercícios físicos e comiam chocolate cerca de duas vezes por semana tendiam a ter o índice de massa corpórea menor do que aqueles que se exercitavam e comiam chocolate com menos frequência.

É importante ressaltar que este benefício só pode ocorrer quando o alimento é inserido em uma dieta balanceada. Mesmo assim, alguns especialistas da saúde acreditam que o chocolate amargo não contribui com a perda de peso porque apesar de conter essas substâncias benéficas, ele também possui altas quantidades de açúcar.

Quantidade recomendada de chocolate amargo

A quantidade recomendada de chocolate amargo é 30 gramas por dia, mais do que isso pode ser problemático já que o alimento é muito calórico.

Como consumir o chocolate amargo

O chocolate amargo pode ser consumido puro, mas também é interessante prepará-lo com frutas, especialmente as vermelhas e roxas. Isto porque elas possuem forte ação antioxidante e em conjunto com o chocolate, podem ajudar a potencializar os benefícios do doce.

Evite consumir o chocolate amargo com o leite ou outras fontes de cálcio, pois o oxalato presente no cacau inibe a absorção do cálcio.

Compare o chocolate com outros alimentos

Quando comparamos o principal elemento que compõe o chocolate amargo, o cacau, com outras frutas que também são utilizadas para elaborar doces saudáveis, o cacau leva algumas vantagens.

Com relação ao côco cru, o cacau possui 420 vezes menos gorduras do que o côco. Além disso, ele conta com os flavonoides que são poderosos antioxidantes e o côco não possui essa substância. Já o cupuaçu conta com uma proteína de maior valor biológico do que a do cacau. Porém, assim como o côco, ele não possui os flavonoides do cacau.

Nutrientes	Cacau cru - 100 gramas	Coco cru - 100 gramas	Cupuaçu cru - 100 gramas
Calorias	74 calorias	406 calorias	49 calorias
Proteínas	1 g	3,7 g	1,2 g
Lipídeos	0,1 g	42 g	1 g
Carboidratos	19,4 g	10,4 g	10,4 g
Fibra alimentar	2,2 g	5,4 g	3,1 g
Cálcio	12 mg	6 mg	13 mg
Magnésio	25 mg	51 mg	18 mg
Manganês	0,04 mg	1 mg	0,07 mg
Fósforo	9 mg	118 mg	21 mg

Ferro	0,3 mg	1,8 mg	0,5 mg
Sódio	1 mg	15 mg	3 mg
Potássio		72 mg	354 mg	331 mg
Cobre	0,15 mg	0,45 mg	0,07 mg
Zinco	0,6 mg	0,9 mg	0,3 mg
Vitamina C	13,6 mg	2,5 mg	24,5 mg

Fonte: Tabela Brasileira de Composição de Alimentos - TACO, 2011.

Combinando o chocolate amargo

Chocolate + outros antioxidantes: Incluir na sua dieta outros alimentos antioxidantes além do chocolate amargo é bom para a saúde. Isto porque o doce é muito calórico e por isso não pode ser a única fonte de antioxidantes, já que não pode ser consumido em grandes quantidades. Inclua frutas, especialmente as vermelhas e roxas, na dieta e chás também são boas opções, o chá verde possui o mesmo flavonoide que o cacau. Dessa forma é possível obter boas quantidades de antioxidantes e menos calorias.

Chocolate + banana: Ambos os alimentos são fontes de triptofano que é precursor da serotonina, hormônio responsável pelo prazer. Assim, essa combinação é certeira para proporcionar a sensação de bem-estar.

Contraindicações

O chocolate amargo não é recomendado para pessoas portadoras de diabetes. Apesar de ele conter flavonoides que devido à ação antioxidante melhoram a sensibilidade à insulina, o alimento também conta com boas quantidades de açúcar. Isto pode elevar os níveis de glicose e desencadear uma crise.

Pessoas com obesidade e alergia ao cacau também devem evitar o chocolate amargo. Quem tem alergia ou intolerância à lactose precisa checar se o alimento realmente não possui esta substância.

Não há uma relação comprovada entre o consumo de chocolate e a acne. Isto irá depender de cada pessoa, alguns indivíduos podem desenvolver acne após o consumo de um alimento mais oleoso, como o chocolate.

Riscos do consumo excessivo

O principal problema do consumo excessivo de chocolate amargo é o ganho de peso. Além disso, as grandes quantidades de açúcar podem também aumentar os níveis de colesterol e triglicerídeos no sangue e aumentar o risco de diabetes.

O excesso do chocolate ainda pode causar dor de cabeça, pois possui aminas vasoativas que podem provocar a dilatação das veias cerebrais. O excesso de chocolate também pode aumentar a propensão a cálculos renais porque o alimento é rico em oxalato.

Fontes consultadas:
Nutrólogo Roberto Navarro, médico filiado à Associação Brasileira de Nutrologia (ABRAN).
Nutrólogo José Alves Lara Neto, médico da Associação Brasileira de Nutrologia (ABRAN).
Nutricionista Ana Luiza Nogueira dos Santos, nutricionista funcional da Fluir Saudável Clínica de Combate a Dor.

CAPITULO XVII

Coentro: veja seus benefícios e como consumir

Planta possui um efeito antioxidante e é aliada da visão e pressão arterial

O coentro (Coriandrum sativum L.) é considerado uma erva aromática e por isso muito utilizada como tempero. Ele proporciona uma série de benefícios para a saúde. Entre eles: diminuir o risco de doenças cardiovasculares, degenerativas e câncer devido à ação antioxidante. O coentro também contribui para o controle da pressão arterial e é bom para a visão.

Benefícios em estudo do coentro

Ação antioxidante: Os nutrientes presentes em maior quantidade no coentro citados acima são todos considerados potentes antioxidantes. Por isso, o tempero oferece benefícios como a diminuição do risco de doenças degenerativas, doenças cardiovasculares e câncer.

Contribui para o controle da pressão arterial: O coentro ajuda no controle da pressão arterial porque conta com potássio. O excesso de sódio favorece o aumento da pressão arterial. Com a ingestão de boas quantidades de potássio há o equilíbrio entre os elementos. O potássio exerce um efeito positivo no tônus vascular, contribuindo para a redução da pressão arterial.

Aliado da visão: A luteína e a zeaxantina, presentes no coentro, têm efeito protetor da mácula ocular, região dos olhos responsável parcialmente pela qualidade da visão. Assim, elas previnem a degeneração macular senil, doença que acomete os idosos levando a uma perda progressiva da visão.

Nutrientes do coentro

O coentro conta com boas quantidades de betacaroteno, que contribui para a pele saudável, protege a visão e é importante para os ossos, imunidade, cabelos e unhas. O potássio, que ajuda no controle da pressão arterial, também está presente na planta.

A vitamina C, que melhora a imunidade e diminui o estresse, a vitamina K, essencial para a coagulação sanguínea e a saúde dos ossos, e a luteína e a zeaxantina, dois poderosos antioxidantes, estão presentes no coentro.

Apesar de conter boas quantidades de nutrientes, o coentro tem um cheiro e sabor muito fortes. Então, ele é usado em pequenas quantidades na culinária, caso contrário o sabor dos pratos muda muito. Assim, esses nutrientes não são consumidos em quantidades suficientes apenas com a ingestão do coentro.

Nutrientes   **Uma xícara de coentro (4 gramas)**

Calorias   1

Cálcio   3 mg

Potássio   21 mg

Fósforo   2 mg

Vitamina C 1.1 mg

Folato   2 mcg

Vitamina A 13 mcg

Vitamina K 12.4 mcg

*Fonte: Tabela do Departamento de Agricultura dos Estados Unidos

Quantidade recomendada

Não existe uma referência oficial para a quantidade de coentro ao dia, mas por ter um sabor muito forte o ideal é não exagerar seu uso nas preparações culinárias.

Como consumir

As folhas de coentro são utilizadas para temperar peixes, frutos do mar, carnes brancas, legumes e preparações à base de ovos. Ele pode ser ingerido in natura ou seco. Ao comprar as folhas in natura, opte por aquelas mais frescas com cor verde vivo e sem manchas.

Riscos do consumo em excesso

Ingerir grandes quantidades de coentro pode causar diarreia e irritação estomacal.

Contraindicações do coentro

Não há contraindicações para o consumo do coentro.

Fonte consultada:
Nutrólogo e clínico geral Roberto Navarro, especialista do portal Minha Vida.

CAPITULO XVIII

Cogumelos podem ajudar no tratamento do câncer

Os fungos também possuem ação antioxidante, antimicrobiana e são interessantes para os portadores do vírus HIV

Os cogumelos comestíveis são fungos com espécies originárias de diversos pontos do mundo. Apesar de não serem muito consumidos no Brasil, eles são saudáveis e pouco calóricos.

O alimento possui boas quantidades de proteínas, fibras, fósforo e vitamina C e poucas gorduras. Além disso, os cogumelos contam com ação antimicrobiana, anticancerígena, antioxidante e ainda há estudos preliminares que apontam o fungo como um poderoso aliado para os portadores do vírus HIV e no controle do diabetes e do colesterol.

Apesar de todos serem muito benéficos, os cogumelos que se destacam são o Agaricus brasiliensis, mais conhecido como o cogumelo-do-sol, que está sendo estudado como um aliado no tratamento e prevenção de alguns tipos de câncer e o shitake que conta com ação antioxidante, antimicrobiana e contribui com o sistema imunológico.

Os principais nutrientes dos cogumelos

Todos os cogumelos comestíveis são ricos em diversos nutrientes, porém, há algumas variações de acordo com a espécie. Os cogumelos possuem boas quantidades de proteínas, que são necessárias para o desenvolvimento do organismo. O champignon é um dos tipos que conta com as maiores quantidades deste nutriente.

Esses fungos também possuem muitas fibras, com destaque para o shitake. O nutriente contribui para o melhor trânsito intestinal, proporciona saciedade, ajuda a diminuir o colesterol, melhora a imunidade e pode prevenir o diabetes.

O alimento conta com poucos lipídeos e considerável quantidade de fósforo que é um mineral que atua no metabolismo auxiliando na ativação das vitaminas do complexo B e também tem a função de fortalecer ossos e dentes, juntamente com o cálcio.

O ácido fólico está presente nos cogumelos, especialmente no shitake. A carência desta substância pode levar a doenças cardiovasculares, câncer e desordens mentais, como a doença de Alzheimer, além de resultar na má formação do feto e más formações congênitas. A vitamina C também está presente nos cogumelos. Ela é interessante para a saúde porque melhora a imunidade e possui ação antioxidante.

O nutriente é essencial para as gestantes, pois contribui para evitar malformações neurológicas no feto, já que ele ajuda na construção do tubo neural do bebê. Além disso, um estudo publicado pela Universidade da Califórnia, nos Estados Unidos, observou que tomar suplementos alimentares de ácido fólico durante a gravidez reduz as chances de o bebê nascer com autismo.

Alguns tipos do fungo contam com o ergosterol, substância que ao reagir com a radiação ultravioleta forma a vitamina D. Este nutriente é importante para o desenvolvimento e manutenção do tecido ósseo, os processos celulares, na secreção hormonal, no sistema imune e em diversas doenças crônicas não transmissíveis.

Não bastassem todos esses nutrientes, o fungo ainda tem polissacarídeos, principalmente as beta-glucanas, que contam com forte atividade antioxidante. Assim, eles agem contra o envelhecimento precoce, na longevidade, no controle das taxas de açúcar, modulam o sistema imunológico e inibem o crescimento tumoral. O cogumelo-do-sol conta com as maiores quantidades de beta-glucanas.

Tabela nutricional das espécies de cogumelos mais cultivadas no Brasil:

Nutrientes	Shitake - 43 g	Shimeji - 43 g	Champignon de Paris - 43 g
Calorias	14 kcal	15 kcal	13 kcal
Carboidratos	2.5g	3.9g	1.8g

Proteínas 0.68 g   0.94 g   1g

Lipídeos 0.17g   0.17g   0.17g

Fibras 1.7 g   1.5 g   0.64g

Fósforo 38.27g   47.3g   48.6 g

Folatos 0.3 g   0.34 g   0.43 g

Vitamina B1   0 mg 0.017mg   0.013mg

Vitamina B2   0.025mg   0 mg 0.1 mg

Vitamina C   3mg   2.79 mg   2.7 mg

Fonte: Regina Prado Zanes Furlani (Tese de Doutorado Valor nutricional de cogumelos cultivados no Brasil Faculdade de Engenharia de AlimentosUNICAMP).

Confira qual a porcentagem do Valor Diário* de alguns nutrientes que a porção recomendada, 43 gramas, de cogumelo carrega:

Shitake possui 7% de fibras, Shimeji e champignon possuem 7% de fósforo, Champignon possui 2% de proteínas, Shitake possui 6,6% de vitamina C.

*Valores Diários de referência para adultos com base em uma dieta de 2.000 kcal ou 8.400 kj. Seus valores diários podem ser maiores ou menores dependendo de suas necessidades energéticas.

Os benefícios dos cogumelos para a saúde

O cogumelo e o câncer: Estudos preliminares apontam a relação entre o cogumelo e o tratamento do câncer, isto porque o alimento é rico em beta-glucanas, especialmente a lentinana. Essa substância estimula o sistema imunológico, especialmente células chamadas de natural killer, que destroem as células cancerígenas.

133

O shimeji é bom para a saúde

O mastologista e oncologista Jorge Laerte Gennari, ex-professor da Faculdade de Medicina do Amazonas, utiliza comprimidos de cogumelo-do-sol como parte do tratamento do câncer de mama. "Tenho 400 pacientes em observação para saber se o cogumelo auxilia no tratamento deste câncer. Porém, isso não invalida a recuperação convencional, como cirurgia e quimioterapia, ele não é milagroso", alerta Gennari.

O cogumelo que possui maiores quantidades de beta-glucanas é o cogumelo-do-sol, Agaricus brasiliensis. Porém, o champignon de Paris e o shitake também contam com esta substância benéfica para o organismo.

Ação antimicrobiana: Alguns cogumelos se destacam pela ação antimicrobiana e assim podem combater alguns microrganismos prejudiciais para o organismo. Isto ocorre porque em seu ambiente natural os cogumelos necessitam de compostos antibacterianos e antivirais para sobreviver.

Certas espécies se destacaram por sua ação antimicrobiana. O pleurotus salmon possui esta atividade comprovada contra certas bactérias por conter a substância pleurotina. Segundo a bióloga Sascha Habu, o shitake, o funghi e o cogumelo dourado também possuem ação antimicrobiana.

O cogumelo e o HIV: As beta-glucanas também podem ser interessantes para o tratamento de portadores do vírus HIV. Isto porque como elas melhoram o sistema imunológico, também podem ser interessante para o tratamento da doença.

Além disso, o cogumelo possui ação antimicrobiana que pode atuar contra os vírus, pesquisas preliminares mostraram melhora dos sintomas do HIV após o consumo do fungo. Ainda são necessários mais estudos para se comprovar este benefício. É importante ressaltar que o cogumelo pode ser somente um aliado no combate ao HIV, assim continua necessário manter o tratamento tradicional da doença.

Ação antioxidante: Os cogumelos possuem forte ação antioxidante, ou seja, agem combatendo os radicais livres do organismo. Isso implica positivamente em várias doenças como o câncer, a artrite reumatoide, cirrose, arteriosclerose, bem como processos degenerativos associados com a idade.

A ação antioxidante ocorre porque os cogumelos são ricos em vitaminas A e C, betacaroteno, compostos fenólicos, terpenos, entre outras substâncias que possuem este efeito. Os principais tipos que se destacam por essa ação positiva são: champignon de Paris, portobello, cogumelo-do-sol, shitake, hiratake, cogumelo rei e cogumelo salmão.

Diminui o colesterol: Estudos iniciais relacionam os cogumelos com a diminuição do colesterol. Uma das questões que poderia contribuir para o benefício é o fato de alguns cogumelos, como o shimeji e o demansiella canarii, serem ricos em vitamina B3, que ajuda na diminuição do colesterol ruim, LDL. Outra possibilidade é o fato do fungo ser rico em fibras o que também contribui para reduzir os níveis do LDL. Alguns cogumelos especialmente o shitake, possuem a eritadeina, esta substância também ajuda a reduzir os níveis de colesterol.

Combate o diabetes: Outro ponto interessante dos cogumelos é que ajudam no controle do diabetes. Várias espécies possuem propriedades hipoglicêmicas, que baixam o açúcar no sangue, devido à quantidade de fibras, polissacarídeos e outros compostos presentes no alimento.

135

As beta-glucanas também teriam um efeito antidiabético. Diversos estudos preliminares realizados com ratos, entre eles um feito pela Universidade de Gimhae na Coreia do Sul, mostraram que após consumirem o cogumelo-do-sol, que é rico em beta-glucanas, houve redução na concentração de glicose dos animais.

Bom para quem tem doenças na tireoide: Alguns estudos apontam que certos tipos de cogumelos possuem compostos que agem no metabolismo e podem auxiliar no controle de alguns hormônios. Alguns deles são os secretados pela tireoide, portanto o consumo do alimento é interessante para quem tem doenças na tireoide como o hipertireoidismo e o hipotireoidismo.

Quantidade recomendada de cogumelos

Não existe uma quantidade exata recomendada de cogumelos. Alguns especialistas orientam em torno de 250 a 300 gramas por semana, cerca de 43 gramas por dia, para uma alimentação balanceada.

Riscos do consumo em excesso

Não há riscos no consumo de cogumelos, mas é importante inseri-lo em uma dieta equilibrada.

Como consumir os cogumelos

Todos os cogumelos comestíveis possuem nutrientes interessantes para compor uma dieta balanceada. O alimento pode ser consumido de diversas maneiras como refogado, em molhos e na salada.

No caso do champignon de Paris evite a versão em conserva. Isto porque ela possui muitos aditivos químicos que podem ser prejudiciais para a saúde. Portanto, procure consumir sempre os champignons frescos.

Quanto ao funghi secci, que é basicamente o cogumelo seco, é interessante observar a maneira como ele foi desidratado. Não ultrapasse a temperatura de 60 graus, pois assim o alimento mantém os seus princípios ativos.

Note o aspecto do cogumelo é importante antes de consumi-lo. Este alimento tem um prazo de validade e quando está ruim solta uma água escura e um odor característico. Também é importante consumir somente os fungos cultivados por produtores corretamente cadastrados. Não consuma cogumelos que colher no ambiente, pois há o risco de alguns serem venenosos ou alucinógenos.

Compare o cogumelo com outros alimentos

Nutrientes	Shitake - 43 g	Shimeji - 43 g	Champignon de Paris - 43g	Maminha grelhada - 100 g
Calorias	14 kcal	15 kcal	13 kcal	153 kcal
Carboidratos	2.5g	3.9g	1.8g	0g
Proteínas	0.68 g	0.94 g	1g	30.7 g
Lipídeos	0.17g	0.17g	0.17g	2.4 g
Fibras	1.7 g	1.5 g	0.64g	0 mg
Fósforo	38.27g	47.3g	48.6 g	237 g
Vitamina B1	0 mg	0.017mg	0.013mg	0 mg
Vitamina B2	0.025mg	0 mg	0.1 mg	0,04 mg
Vitamina C	3mg	2.79 mg	2.7 mg	0 mg

Fonte: Regina Prado Zanes Furlani (Tese de Doutorado Valor nutricional de cogumelos cultivados no Brasil Faculdade de Engenharia de Alimentos UNICAMP) e Tabela Brasileira de Composição dos Alimentos (TACO) - versão 2, UNICAMP.

Apesar de conter boas quantidades de proteínas, os cogumelos não podem ser considerados substitutos da carne. Isto porque a carne conta com quantidades consideravelmente maiores deste nutriente.

Contudo, o cogumelo conta com fibras, que ajudam no trânsito intestinal, vitamina C, que contribui para a melhor imunidade, e beta-glucanas que tem como principal benefício à ação anticancerígena. A carne bovina não possui estas substâncias.

Além disso, o produto de origem animal conta com mais gorduras, inclusive a saturada, que favorece doenças cardiovasculares, enquanto o fungo não possui este lipídeo.

Contraindicações

Algumas pessoas podem ser alérgicas aos cogumelos, para este grupo o alimento não é recomendado.

Onde encontrar

Os cogumelos podem ser encontrados em hortifrútis, lojas de produtos naturais e no supermercado.

Fontes consultadas:
Bióloga Arailde Fontes, doutora em biologia e pesquisadora em fungos.
Oncologista e mastologista Jorge Laerte Gennari.
Bióloga Sascha Habu, mestre em Ciências dos Alimentos e professora do curso de nutrição da Universidade Federal de São Paulo.
Denise Abackerli, produtora de cogumelos da Zucca Cogumelos.
Biotecnóloga Priscila Credendio, mestre em Ciência dos Alimentos.
Revisado pela nutricionista Cátia Medeiros.

CAPITULO XIX

Cranberry: benefícios, como consumir e usos para infecção urinária

Rico em antioxidantes, ele combate gastrite e até candidíase

139

Arbusto pequeno originário da América do Norte, o cranberry era usado por tribos indígenas como alimento, em cerimônias e como medicamento. A planta dá origem a um fruto vermelho bastante ácido atualmente usado para consumo direto ou na culinária. No Brasil, o mais comum é o consumo do suco.

Principais nutrientes do cranberry

O cranberry é rico em proantocianidina, substância apontada por estudos como sendo de 15 a 25 vezes mais potente do que a vitamina E para inibir a aderência e evitar a translocação (saída do intestino para o trato urinário) de bactérias principalmente do tipo E.coli na mucosa da bexiga, combatendo infecções do trato urinário. A fruta ainda é composta pelas vitaminas C e E, mas tais nutrientes se tornam pouco significativos dentro de uma dieta que respeite a recomendação diária de ingestão do alimento. O cranberry ainda oferece substâncias antioxidantes, como os flavonoides e ácidos fenólicos ao organismo.

CRANBERRY	SUCO DE CRANBERRY
Água (g)	87,13	87,13
Calorias (Kcal)	46	46
Proteínas (g)	0,39	0,39
Carboidratos totais (g)	12,2	12,2
Fibras (g)	4,6	0,1
Açúcar (g)	4,04	12,1
Lipídios (g)	0	0,13
Cálcio (mg)	8	8
Ferro (mg)	0,25	0,25

Magnésio (mg)   6   6

Fósforo (mg)   13   13

Potássio (mg)   85   77

Sódio (mg) 2   2

Zinco (mg) 0,1   0,1

Vitamina C (mg) 13,3 9,3

Vitamina A (µg) 3   2

Vitamina E (mg) 1,2   1,2

Vitamina K (µg) 5,1   5,1

Benefícios do cranberry

O principal destaque do cranberry é a crescente evidência de sua eficácia na prevenção de infecções do trato urinário, como a cistite. A fruta também é utilizada por pacientes com bexiga neurogênica, doença do sistema nervoso ou de nervos envolvidos no controle da micção, assim como por pessoas que sofrem de incontinência urinária com o objetivo de desodorizar a urina.

Algumas pessoas usam cranberry para aumentar o fluxo de urina, matar germes, acelerar a cicatrização da pele e ajudar a controlar a febre. A ingestão da fruta ainda é comum entre portadores do diabetes tipo 2, da síndrome da fadiga crônica, do escorbuto, da pleurisia, de câncer e de doenças cardiovasculares pelo alto teor de antioxidantes nela presentes.

Estudos mostram ainda que a presença de proantocianidinas é capaz de impedir a fixação da bactéria Helicobacter pylori na mucosa estomacal, evitando, assim, gastrites e úlceras. Há evidências também de que o cranberry seja capaz de barrar a colonização de bactérias periodontopatogênicas, causadoras da placa bacteriana.

141

Onde encontrar o cranberry

No Brasil é mais difícil encontrar a fruta *in natura*, porém nas versões congeladas e secas é um pouco mais fácil O suco de cranberry também pode ser usado e podem ser encontrados em supermercados, lojas de produtos naturais e feiras orgânicas. A versão em cápsula (extrato) é frequentemente recomendada por nutricionistas e ginecologistas por serem mais fácil de administrar em altas doses.

Como consumir o cranberry

O consumo de cranberry é seguro para a maior parte das pessoas, desde que a ingestão não ultrapasse a quantidade diária recomendada (480 ml). Para gestantes e mulheres no período de aleitamento só não é recomendada a ingestão de suplementos de cranberry, pois não se sabe se eles são seguros para este público, por não ter ainda estudo que comprovem sua segurança no uso e na quantidade.

Riscos do consumo de cranberry

O cranberry contém quantidades significativas de ácido salicílico, semelhante à aspirina, portanto deve ser evitado por pessoas alérgicas ao medicamento. Vale lembrar ainda que alguns sucos de cranberry têm açúcar de adição, não sendo recomendados por portadores do diabetes para esses pacientes o uso recomendado é da fruta in natura.

O suco de cranberry ainda é rico em oxalato, podendo aumentar os níveis dessa substância química na urina em até 43%. Como pedras no rim são formadas principalmente pela combinação de oxalato com cálcio, a ingestão máxima recomendada do suco para pessoas com histórico da doença deve ser estabelecida por um profissional de saúde.

142

Efeitos-colaterais do consumo de cranberry

Beber muito suco pode causar dor de estômago e diarreia leve.

Interações com o cranberry

O cranberry estende o tempo de permanência da varfarina, medicamento usado para retardar a coagulação do sangue, no organismo. Assim, o consumo por quem usa o fármaco pode aumentar o risco de hematomas e sangramento.

O cranberry diminui a velocidade com que o fígado metaboliza alguns medicamentos. Beber suco de cranberry durante um tratamento com medicação que é alterada pelo fígado, portanto, pode aumentar os efeitos esperados e os efeitos colaterais do remédio.

Quantidades recomendadas de cranberry

Especialistas usaram diferentes quantidades de suco de cranberry em suas pesquisas, mas estudos consistentes publicados no American Journal of Clinical Nutrition, em 2011, e The Journal of Nutrition, em 2010, apontaram benefícios significativos com o consumo diário de aproximadamente 480 ml da bebida. Vale lembrar que a pesquisa foi realizada nos Estado Unidos, local onde a Cranberry pode ser encontrada e consumida in natura.

Fontes consultadas:
United States Department of Agriculture
Nutricionista do Esporte Israel Adolfo, Especialista em Fisiologia do Exercício UNIFESP
Nutróloga Marcella Garcez Duarte nutróloga, diretora da Associação Brasileira de Nutrologia (Abran).
Nutrólogo Roberto Navarro, membro da Associação Brasileira de Nutrologia (Abran).

Aqui no Brasil é possível consumir o suco industrializado, que não contém as mesmas vitaminas e minerais da fruta e pode contar com adição de açúcares.

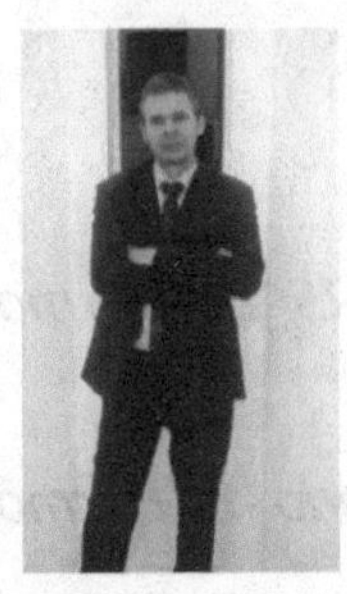

SOBRE O AUTOR

Rômulo Borges Rodrigues é Escritor, Terapeuta Holístico, Mestre de Reiki, Consultor e Numerólogo.

Trabalha com Reflexologia, Reiki, Massagem, Florais, Aconselhamento Terapêutico, Técnicas de Relaxamento, Hipnose, Regressão, Terapia de Vidas Passadas, Numerologia e ministra cursos online.

Estuda e pesquisa sobre a espiritualidade há mais de vinte anos.

Foi membro da Associação Internacional Amigos da Natureza (AIANATU - SP), na qual fez parte do trabalho de cura espiritual. Foi nessa associação onde alguns de seus dons espirituais foram desarquivados.

Também foi membro da Ordem dos Filhos da Luz (Piracicaba - SP).

Foi integrante da Ordem dos Templários, onde foi dirigente do hospital de cura espiritual de uma das suas sedes.

Atualmente, é coordenador do Projeto Nova Era na cidade de São Paulo, no qual dá palestras e ministra tratamento alternativo utilizando várias técnicas terapêuticas.

Escreve artigos quinzenais para sites e revistas sobre vários temas e é autor das seguintes obras:

- *"Uma Civilização Adormecida e Decadente"*

- *"Momento Apocalíptico – Prelúdio do Juízo Final"*

- *"Arcanjos e Arquétipos"*

- *"Guia Prático dos Anjos"*

- *"REIKI – ENERGIA VITAL UNIVERSAL (Harmonia, Equilíbrio e Cura)"*

- *"OS FLORAIS DE BACH – Equilíbrio e Harmonia Através das Essências"*

- *"O PODER DA MENTE – A Chave Para o Desenvolvimento das Potencialidades do Ser Humano"*

- *"Os Ensinamentos de Siddartha Gautama, o Buda"*

- *A HISTÓRIA DO BUDISMO – Princípios, conceitos, ensinamentos*

- *"Cuide de Você e Tenha Mais Qualidade de Vida" – Cuidar de si mesmo é imprescindível para se obter uma vida plena e satisfatória (Vols. I, II, III, IV e V)*

- *"A Regência Cósmica"*

- *"Alimentação Saudável = Saúde Perfeita" – O consumo de alimentos adequados proporciona equilíbrio orgânico e psíquico (Vols. I, II, III, IV, V, VI e VII)*

- *"REFLEXOLOGIA (Massagem Podal) – Equilíbrio e bem-estar através da planta dos pés"*

- *NUMEROLOGIA – A ciência milenar dos números*

- *"A PODEROSA INFLUÊNCIA DOS NÚMEROS SOBRE AS NOSSAS VIDAS – O que a Numerologia revela sobre nosso passado, presente e futuro"*

- *"DESCUBRA SEU POTENCIAL, DONS E TALENTOS INATOS ATRAVÉS DA NUMEROLOGIA"*

- *"HIPNOSE, REGRESSÃO, TERAPIA DE VIDAS PASSADAS – Metodologia, efeitos e benefícios"*

- *QUALIDADE DE VIDA – Definição e conceitos*

• *OS MECANISMOS DA MENTE – A sua natureza comportamental*

• *TRATADO SOBRE AS RELIGIÕES E FILOSOFIAS DE VIDA – Síntese dos sistemas religiosos e correntes filosóficas*

•*ESTUDO SOBRE AS TERAPIAS COMPLEMENTARES – Técnicas terapêuticas integrativas que proporcionam equilíbrio e harmonia*

•*GUIA COMPLETO DAS TERAPIAS ALTERNATIVAS*

•*PRÉ-EXISTÊNCIA E PÓS-EXISTÊNCIA DA ALMA – Vidas passadas, vidas futuras*

•*PRINCÍPIOS, FILOSOFIA E METODOLOGIA DA MEDICINA HOLÍSTICA - Os recursos e métodos terapêuticos utilizados nos tratamentos e terapias*

• *CURSO DE REIKI*

• *CURSO DE FLORAIS*

• *CURSO DE REFLEXOLOGIA (Massagem Podal)*

• *CURSO DE NUMEROLOGIA – Método simples e prático*

• *CURSO DE HIPNOSE, REGRESSÃO, TVP, TMS – Metodologia simplificada*

•*CURSO DE FENG SHUI – Técnica chinesa milenar de harmonização e equilíbrio de ambientes*

•*CURSO DE RADIESTESIA*

•*CURSO DE CROMOTERAPIA*

CONTATOS COM O AUTOR

E-MAIL: romulobr@outlook.com
FACEBOOK: http://facebook.com/romuloborgesrodrigues
SKYPE: samadhi514
TWITTER: @_arahat
BLOG: equilibrioeconsciencia.wordpress.com